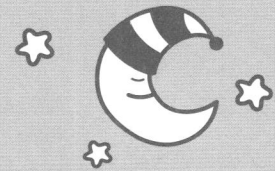

_____ 님께

귀하의 편안한 수면을
진심으로 응원합니다.

오늘 밤도 잠 못 드는 당신에게
김상균 지음

초판 1쇄 2025년 5월 25일
초판 2쇄 2025년 7월 30일

지 은 이 김상균
펴 낸 이 양현덕
펴 낸 곳 (주)디멘시아북스
기획편집 양정덕
디 자 인 이희정

등록번호 제2020-000082호
주　　소 (16943) 경기도 수지구 광교중앙로 294 엘리치안빌딩 305호
전　　화 031-216-8720
팩　　스 031-216-8721
홈 주 소 www.dementiabooks.co.kr
이 메 일 dementiabooks@naver.com

ISBN 979-11-990204-9-8　03510

ⓒ 김상균 2025 Printed in Korea

* 책값은 뒤표지에 있습니다.
* 잘못된 책은 구입하신 곳에서 바꾸어 드립니다.
* 이 책은 저작권법에 따라 보호받는 저작물이므로 내용의 일부 또는 전부를 이용하려면 반드시 저작권자와 (주)디멘시아북스의 동의를 받아야 합니다.

오늘 밤도
잠 못 드는 당신에게

전문의가 알려 주는 수면 지침서

김상균 지음

수면 장애 전문의가 알려 주는 진짜 잠 이야기

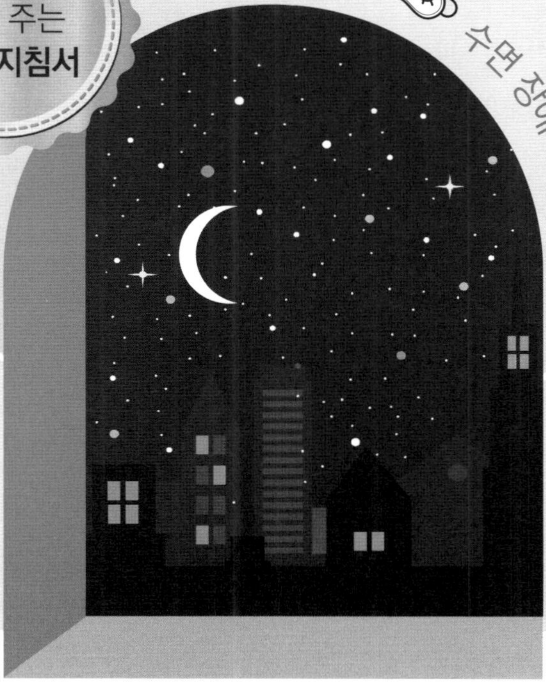

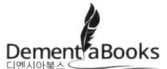
Dement_iaBooks
디멘시아북스

| 추천사: 김경수 |

 이 책의 저자인 김상균 원장을 처음 만난 것은 제가 강사 2년차로 영동세브란스(현 강남세브란스) 병원에 근무하기 시작한 1994년으로 기억합니다. 당시 김 원장은 이비인후과 전공의 신분으로, 정신없이 바쁜 나날을 보내고 있던 시절이었습니다. 힘든 시간이었지만, 이비인후과 술기와 공부에 매우 열정적이었던 것으로 기억합니다. 늘 선한 얼굴에 사람 좋은 미소를 머금고, 환자에게 친절한 유능한 전공의였습니다. 아울러 책임감이 강하고, 맡은 일은 똑 부러지게 해내어 '묵묵히 맡은 바를 해내는 사람'으로 제 기억에 남아 있습니다.

 한편, 전공의 시절의 김 원장은 과중한 업무로 인해 건강상의 문제를 겪으며 큰 어려움을 마주하기도 했습니다. 그럼에도 쉽게 흔들리지 않았고, 오히려 그 시기를 더 깊은 내면의 성숙으로 바꾸어 내는 모습을 보았습니다. 그런 면에서 제가 그 시기를 곁에서 함께 지켜봤다는 사실이 지금도 참 자랑스럽습니다.

 전문의가 된 이후에도 그는 언제나 진료와 교실의 일에 누구보다 열심히 참여하며, 후배들과 동료들에게 귀감이 되어 주었습니다. 특히 많은 개원의들이 경영에 집중하는 요즘, 김 원장은 학문과 의술에 대한 열정을 끝까지 놓지 않았습니다. 개원 전 1년 동안 세계 각국의 음성센터들을 돌며 연수했고, 개원 후에는 밤마다 '형설지공'의 자세로 공부해 미국 의사시험을 통과한 뒤, 미국 로마린다 귀 연구소에서 2년간 임상과 연구를 병행하며 놀라운 성과를 거두었습니다. 마치 한편의 성장 드라마를 보는 것 같았습니다. 개인적으로, 제가 해외연수를 다녀온 직후 연구비가 부족해 어려움을 겪는 것을 보고 사비를 들여 연구비를 지원해 주었던 일은 지금도 감사할 따름입니다.

이비인후과에서 수면에 관심을 갖고 연구와 진료를 시작한 지도 어느덧 30여 년이 되어 갑니다. 초기에는 수술이 중심이었으나, 지금은 수면다원검사를 기초로 하여 내과적 치료와 외과적 치료를 모두 아우르는 통합 진료를 하고 있습니다. 이번에 김 원장이 발간한 이 책은 그간의 고민과 열정, 그리고 풍부한 임상 경험이 고

스란히 담겨 있는 귀한 결실이라 생각합니다. 수면이라는, 이비인후과 내에서도 섬세하고 깊이 있는 분야에 오랫동안 애정을 쏟아온 그의 진심이 독자들에게도 따뜻하게 전달되리라 믿습니다.

  돌이켜보면 고등학교와 대학 후배이자 제자였던 김 원장이 밤낮으로 노력하여 이렇게 뜻깊은 책을 펴낸 것을 보니, 선생의 입장에서 흐뭇하고 괜히 어깨가 으쓱해집니다. 앞으로도 그의 여정이 계속되기를 응원하며, 이 책이 많은 이들에게 '편안한 밤'을 선물하길 기원합니다.

2025년 5월

김경수(연세대학교 의과대학 이비인후과학교실 교수)

| 프롤로그: 잠 못 드는 밤, 고민의 시작 |

저는 한때 많은 사람들의 사랑을 받았던 몇몇 유명 연예인들의 이름을 기억합니다. 그들은 우리가 사랑했던 배우였고, 가수였고, 무대 위에서 누구보다 화려했던 스타였습니다. 그러나 제 마음속에는 그들의 예술보다 더 오래 남는, 하나의 상처 같은 사실이 있습니다. 그것은 그들이 모두 깊은 우울과 극심한 불면 속에서 비극적인 선택으로 생을 마감했다는 사실입니다. 이러한 이야기를 들을 때마다 제 마음속에 잊히지 않는 질문이 하나 떠오르곤 합니다. "잠을 잘 자지 못한다는 것이 어디까지 인간을 무너뜨릴 수 있는가?"

수면 부족은 단순한 피곤함을 넘어, 인간의 정신과 생존에 심각한 영향을 끼치는 문제일 수 있습니다. 잠은 숨 쉬는 것처럼 당연하고 자연스러워야 합니다. 하지만 현실에서는 잠이 간절한 탈출구가 되기도 하고, 때로는 두려움의 대상이 되기도 하지요.

넷플릭스 드라마 〈폭싹 속았수다(매우 수고하셨습니다)〉가 인기를 끌고 있습니다. 그 제목 그대로, 우리 부모님 세대의 하루하루는 정말이지 '폭싹 속은' 하루였는지도 모릅니다. 새벽같이 일어나 밥 짓고, 일하고, 아이 돌보고, 빨래 삶고, 마당 쓸고, 또 일하고… 그야말로 낮이라는 시간은 한 치의 쉼도 없이 노동과 고단함으로 가득했지요. 그런데 재미있는 건, 그렇게 속은 낮에도 그 시절의 밤은 비교적 평등했다는 사실입니다.

KBS에서는 밤 9시 반쯤이면 "어린이 여러분, 이제는 잠들 시간입니다."라는 공익광고가 흘러나왔고, TV는 아무도 보지 않을 듯한 재미없는 프로그램을 송출하면서 마치 식당에서 파장이 다가올 때와 같은 분위기로 일관하다가 밤 12시쯤 애국가와 함께 방송이 중단되었습니다. 지금처럼 '뉴스 보고 넷플릭스 보고 유튜브 알고리즘 타고 새벽 3시까지' 이런 건 없었지요.

게다가 그 시절엔 통금도 있었습니다. 밤 12시가 되면 경찰차 사이렌 소리가 울리고, 길거리는 말 그대로 '정지!' 누구나 불을 끄고 자야 했고, 대부분의 사람들은 그 시간을 자연스럽게 받아들였습니다. 그 시대의 밤은 지금처럼 불야성이 아니라, 모두에게 동등하게 주어진 쉼의 시간이었고, 그 덕분에 아무리 낮에 '폭싹 망했수다'를 외쳤더라도 밤만큼은 재충전의 시간이 되어 주었던 것입니다.

그렇다면 그때와는 비교할 수 없을 정도로 풍요로워진 지금, 왜 우리는 오히려 잠 때문에 고통받는 사람이 더 많아졌을까요? 왜 이렇게 수면은 어려운 일이 되어 버렸을까요? 과거에 자연스럽게 밤의 품속에 맡겨 버렸던 잠이, 다른 여러 문명의 이기들이 서로 차지하려는 과정에서 어딘가에서 길을 잃고 미아가 되어 버린 듯한 느낌이 듭니다.

사람은 인생의 3분의 1을 잠으로 보냅니다. 하지만 우리는 그 3분의 1을 제대로 배우지 못한 채 살아갑니다. 어떤 이에게 잠은 하루를 회복하는 시간이지만, 또 어떤 이에게 잠은 외로움, 무력감, 불안과 마주해야 하는 시간입니다.

이 책은 단순한 수면 정보서가 아닙니다. 저는 이 책을 통해 잠을 둘러싼 인간의 이야기를 나누고 싶었습니다. 잠 못 드는 밤, 스스로도 설명하기 힘든 감정들, 몸은 피곤한데 정신은 말똥말똥해지는 그 기묘한 순간들, 수면이 삶을 어떻게 지탱하거나 무너뜨리는지, 그리고 그 안에서 우리는 어떤 선택을 할 수 있는지를 함께 살펴보려 합니다. 당신이 직장인이든, 학생이든, 부모든, 혹은 인생의 후반을 걷고 있는 어르신이든, '잠'이라는 주제 앞에서는 모두가 같은 고민을 안고 있습니다. 이 책이 그 고민의 지도를 함께 들여다보고, 각자의 삶에 맞는 수면의 길을 찾아가는 작은 안내서가 되길 바랍니다.

그리고 이 책이 여기까지 올 수 있도록 묵묵히 응원해 주시고, 엉켜 있는 원고를 잠들기 전 이불 정리하듯 차분히 정리해 주신, 마치 깊은 잠처럼 든든한 도움을 주신 용인효자병원 곽용태 선생님께 이 자리를 빌려 진심 어린 감사를 전합니다.

또 한 사람, 이 책의 마지막 장을 덮으며 꼭 감사의 마음을 전하고 싶은 분이 있습니다. 대학 시절, 제가 머물던 2층 방은 겨울이면 외풍이 심하고 난방도 잘 되지 않았습니다. 특히 시험 기간 동안 힘들어하던 저를 위해, 어머니는 이층 제 방에 연탄보일러를 설치해 주셨고, 이후 5년 동안 낮에는 가사노동으로 지친 몸을 이끌고, 밤엔 새벽 3시경까지도 직접 연탄을 갈아 주시곤 했습니다. 그렇게 묵묵히 일만 하셨던 저의 어머니는 올해 아흔이 되셨습니다. 지금은 혈액 질환으로 인해 매주 수혈을 받으시고, 잦은 코피로 고통스러운 투병의 시간을 견디고 계십니다. 삶의 고비마다 단단하게 버텨 주셨던, 누구보다 강인했던 어머니. 이 책을 마무리하며, 당신의 이름 없이 흘려보낸 희생의 시간들 앞에 깊이 고개 숙입니다.

그리고 저의 어머니를 포함해, 이 땅의 모든 장한 어머니들께 진심을 담아 감사의 마음을 전합니다.

2025년 봄밤
저자

| 차례 |

추천사: 김경수(연세대학교 의과대학 이비인후과학교실 교수)　　04

프롤로그: 잠 못 드는 밤, 고민의 시작　　07

Chapter 1　수면이란 무엇인가?　　15

Chapter 2　고대에서 현대까지의 '잠'에 대한 이해　　21

Chapter 3　뇌와 수면의 관계(수면 단계, REM/NREM)　　27

Chapter 4　대표적인 수면 장애의 종류　　33

Chapter 5　코골이의 증상과 원인　　51

Chapter 6　수면다원검사는 어떻게 진행되는가?　　57

Chapter 7	양압기(CPAP) 치료와 기도확장술	63
Chapter 8	일상생활에서 실천하는 수면 관리	71
Chapter 9	기상·취침 습관: 몸에 맞는 리듬 찾기	77
Chapter 10	약물 치료·보조요법·대체요법	85
Chapter 11	수면 장애와 동반질환: 비만, 당뇨, 우울증	93
Chapter 12	성인·노인·청소년·어린이: 연령대별 수면 이슈	97
Chapter 13	수면과 미래: 기술의 발전과 스마트 헬스케어	103

에필로그: 인생의 1/3, 아니 인생의 양면인 수면   110

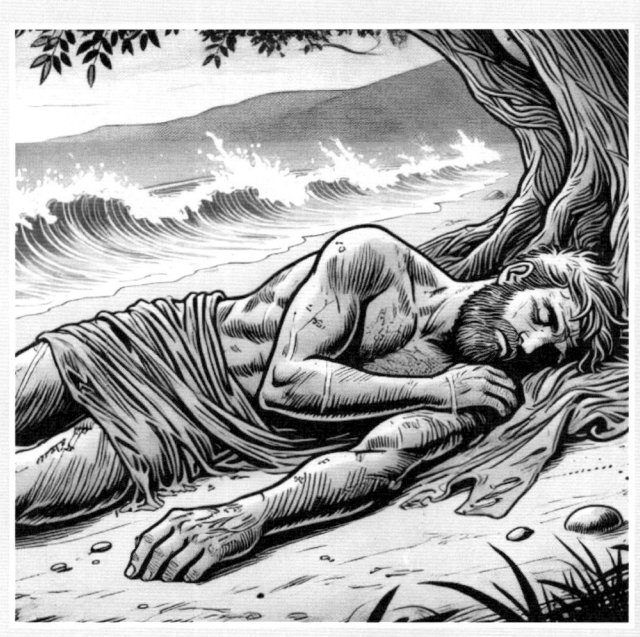

Chapter 1
수면이란 무엇인가?

"그는 눈물 속에서 잠이 들었다. 수면은 그의 고통을 잠시나마 잊게 해 주었다."(And sleep, that soothes all pain of men, stole over him.)
- 오디세이아 제5권, 오디세우스가 뗏목을 타고 파도를 헤치며 필사적으로 바다를 건넌 후, 파이아케스인들의 땅에 도착하여 나무 그늘 아래에서 지쳐 잠드는 장면.

고대 그리스 시인 호메로스의 「오디세이아」에는 수면을 '모든 고통을 잠시나마 잊게 해 주는 힘'으로 묘사하는 인상적인 장면이 등장합니다. 수많은 시련 끝에 겨우 육지에 도착한 오디세우스는 나무 그늘 아래에서 기진맥진한 채 잠들고, 그 잠은 곧 그의 고통을 어루만져 줍니다. 위의 짧은 구절은 수면이 단지 피로를 푸는 행위가 아니라, 상처 입은 존재를 회복시키는 치유의 힘이라는 점을 시적으로 보여 줍니다.

그렇다면 현대의 우리는 어떨까요?

지금 이 순간에도 누군가는 졸린 눈을 비비며 컴퓨터 앞에 앉아 있거나, 출근길 지하철에서 고개를 떨구고 있을 것입니다. 현대인은 하루가 부족하다고 느낍니다. 해야 할 일은 끝없이 쌓여 있고, 쉴 시간은 턱없이 부족합니다. 그래서 가장 먼저 줄이는 것이 바로 '잠'입니다. 누군가는 새벽까지 야근을 하다 겨우 눈을 붙이고, 또 누군가는 늦은 밤까지 유튜브나 넷플릭스의 알고리즘을 따라가다가 이튿날 아침을 맞습니다. 특히 직장인과 학생들 사이에서는 '잠을 줄여야 유능하다.'는 묘한 신념까지 퍼져 있습니다. 이른바 '올빼미형' 라이프스타일을 멋으로 여기는 분위기, '새벽 3시에 자고도 정시에 출근하는 나'를 자랑처럼 이야기하는 문화는 수면의 가치를 점점 더 낮추고 있습니다. 수면 부족이 일상화된 사회, 피곤함이 당연시되는 사회 속에서 우리는 자기도 모르게 고통을 누적시키며 살아갑니다.

그러나 수면 부족은 단순히 하루를 피곤하게 만드는 데 그치지 않습니다. 집중력 저하, 감정 기복, 면역력 약화부터 시작해 만성 스트레스, 고혈압, 당뇨, 우울증 같은 다양한 질병과 밀접하게 연결되어 있습니다. 삶의 질은 떨어지고, 직업적·사회적 기능 역시 위협받습니다. 문제는 이러한 수면 부족이 종종 개인의 의지 부족이나 나약함으로 치부된다는 점입니다. 하지만 우리가 살아가는 환경 자체가 '잠을 빼앗는 구조'로 짜여 있다는 점에서, 이는 단순한 생활 습관의 문제가 아닙니다.

  이러한 현실을 직시하기 위해서는 수면이 인간에게 얼마나 본질적인 활동인지를 다시 생각해 볼 필요가 있습니다. 인간은 왜 이렇게 오래, 그리고 깊이 잠을 자야 할까요? 진화의 관점에서 보면 이는 매우 기이한 현상입니다. 대부분의 동물은 수면 중에도 포식자에 대비해 경계를 늦추지 않거나, 매우 짧고 얕은 수면을 통해 생존을 도모합니다. 예를 들어, 기린은 하루 2시간만 자고, 돌고래는 뇌의 절반씩 번갈아 쉬면서 헤엄을 계속 칩니다. 그러나 인간은 하루의 3분의 1 가까이를 완전히 무방비 상태로 보내며 깊은 수면에 빠집니다. 이는 생존에 불리해 보이지만, 그만큼 수면이 인간에게 절대적으로 필요한 활동이라는 것을 보여 줍니다. 그 핵심에는 바로 인간의 '복잡한 뇌'가 있습니다. 언어를 사용하고, 감정을 조절하며, 사회적 관계를 형성하고 유지하는 고도의 인지 기능은 단순한 휴식으로 유지되지 않습니다. 뇌 깊숙한 곳까지 정비하는 '깊고 긴 수면'이 반드시 필요합니다. 특히 렘수면 단계에서는 낮 동안 받아들인 정보를 정리하고, 감정을 재조율하며, 기억을 장기 저장소로 옮기는 과정이 이뤄집니다. 인간의 학습, 창의성, 판단력은

이 시간에 크게 의존하고 있습니다.

진화적으로 인간은 높은 인지 능력을 얻는 대신, 수면 중 취약한 상태를 감수하는 전략을 선택했습니다. 대신 가족이나 공동체가 서로를 보호하는 방식으로 이를 보완하며 살아왔습니다. 흥미롭게도 수면에 이상이 생기면 가장 먼저 영향을 받는 것도 바로 이러한 고등 기능입니다. 집중력 저하, 감정 조절의 어려움, 우울감, 심지어 치매까지 수면과 깊은 관련이 있습니다. 결국 수면은 단순한 에너지 충전 이상의 의미를 지닙니다. 인간이 인간답게 사고하고 느끼며 살아가기 위한 가장 근본적인 기반이 바로 '깊고 긴 잠'입니다. 오디세우스가 파도에 시달린 몸과 마음을 안식시키며 잠들었던 것처럼, 오늘날 우리도 매일 밤 수면을 통해 스스로를 회복하고 재탄생합니다. 잠은 어둠 속의 휴식이자, 우리 삶을 조율하는 또 하나의 생명의 시간입니다.

이 책은 수면의 진화적 비밀을 해석하거나, 학문적으로 깊이 파고드는 데 목적이 있지 않습니다. 대신 수면이 지닌 전반적인 의미를 되짚고, 현대사회가 겪고 있는 수면 부족과 수면 장애, 그리고 그로 인해 발생하는 건강 문제와 사회적 영향을 폭넓게 다루고자 합니다. 무엇보다도, 수면 전문의로서 저의 임상 경험을 바탕으로 이 같은 문제들을 어떻게 이해하고 해결해 나갈 수 있을지에 대한 실질적인 단서를 제시하려 합니다.

 독자 여러분이 이 책을 통해 수면에 대해 다시 생각해 보고, 더 나은 삶의 리듬을 찾아가는 데 작은 도움을 얻기를 진심으로 바랍니다.

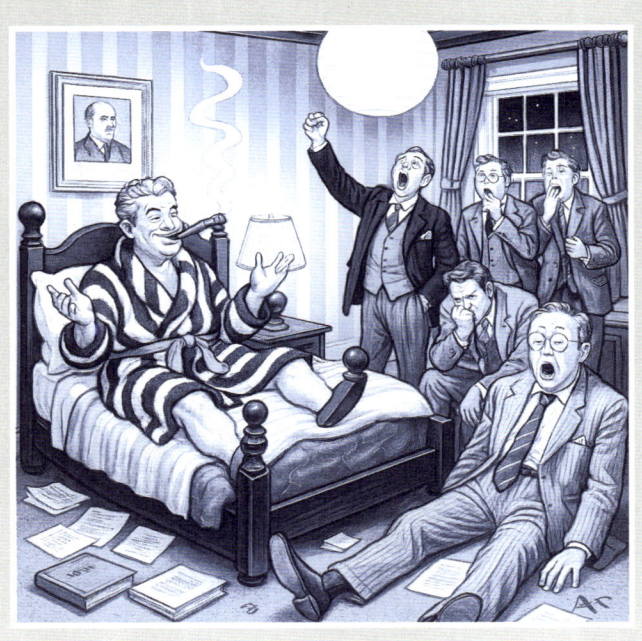

Chapter 2
고대에서 현대까지의 '잠'에 대한 이해

우리는 인생의 약 3분의 1을 잠으로 보냅니다. 이렇게 오랜 시간을 함께하는 활동임에도 불구하고, 수면이라는 주제는 지나치게 익숙해서 오히려 깊이 생각해 보기 쉽지 않습니다. 그러나 인류가 잠을 바라보아 온 역사를 살펴보면, 단순한 생리적 휴식을 넘어 문화와 철학, 종교와 윤리를 관통하는 풍부한 해석과 상징이 깃들어 있음을 알 수 있습니다.

고대 그리스에서 잠은 신성한 존재이자 죽음의 그림자가 함께하는 신비로 인식되었습니다. 수면의 신 히프노스가 죽음의 신 타나토스와 쌍둥이 형제로 그려졌다는 점은 특히 상징적입니다. 호메로스의 「오디세이아」에 등장하는 오디세우스가 폭풍우를 견딘

끝에 나무 그늘 아래에서 잠드는 장면은, 수면이 단지 피곤한 몸을 쉬게 하는 것을 넘어 깊은 상처와 고통까지 달래 주는 회복의 힘을 갖고 있음을 보여 줍니다. 고대 이집트 역시 수면과 꿈을 통해 신과 소통한다고 믿었으며, 신전에 잠든 사람들의 꿈을 해석해 신탁을 얻고자 했습니다. 특히 서구 문화의 기반을 이루어 온 기독교에서는 수면을 양면적으로 바라보았습니다. 시편 4편 8절에 등장하는 "내가 편히 눕거나 잠드는 것도, 주님께서 나를 평안히 쉬게 하여 주시기 때문입니다."라는 구절은 잠이 하나님의 보호 안에서 누리는 신적 안식이라고 봅니다. 동시에 신약성경에서는 죽음을 '잠드는 것'에 비유하며, 부활에 대한 희망을 상징적으로 표현합니다. 반면, "좀 더 자자, 좀 더 졸자."라며 게으름을 경계하는 잠언의 구절들은 수면이 인간의 나태함이나 영적 무관심을 대변하기도 한다는 해석을 가능하게 합니다. 이렇게 기독교 전통 속에서 잠은 신의 섭리에 잠시 의지하는 시간이자, 동시에 깨어 있지 못함에 대한 경고의 메시지를 동시에 품은 존재로 그려졌습니다.

동양의 전통 사상에서도 수면은 중요한 의미를 지녔습니다. 예컨대 중국의 철학자 장자(莊子)는 '호접몽(胡蝶夢)'을 통해 꿈과 현실, 나와 타자의 경계를 뒤흔들었습니다. "내가 나비가 된 꿈을 꾼 것인지, 나비가 꿈에서 나를 꾸는 것인지 알 수 없다."는 물음은, 깨어 있음과 잠듦의 구분 자체가 절대적이지 않을 수 있다는 통찰을 제시합니다. 한의학의 원전이라고 불리는 「황제내경」에서는 수면이 몸과 마음의 균형을 회복하는 필수 요소로 강조되었습니다. 오장육부의 기운이 밤에는 내면으로 돌아가 충전되고, 새벽이 되면 다시 몸 밖으로 뻗어 나간다는 순환 개념은 수면을 자연의 리듬과 연결시키려는 동양적 시각을 잘 보여 줍니다. 또한 "잠이 곧 보약!"이라는 옛말은, 충분한 잠이 건강과 장수를 위한 핵심 요소임을 단순 명료하게 전해 줍니다.

중세 유럽에서는 분절 수면이 일반적이었습니다. 해가 진 뒤 몇 시간 잠들었다가 한밤중에 잠시 깨어 기도하거나 대화를 나눈 뒤 다시 잠드는 형태였는데, 이는 산업혁명 이전 농경 사회의 자연스러운 생체리듬이기도 했습니다. 그러나 전기가 발명되고 산업 구조가 급변하면서 인간은 더 오래 깨어 있어야 하는 환경으로 내몰리게 되었습니다. 작업 시간을 늘리기 위해 수면 시간을 단축하는 움직임이 자연스럽게 나타났고, '잠을 덜 자야 부지런하다.'는 인식이 퍼지기 시작했습니다.

동서양을 막론하고, 산업화와 도시화가 급격히 진행된 근대 이후에는 수면의 가치가 생산성 논리에 의해 재편되었습니다. 전기 조명이 밤을 빛으로 가득 채우고, 교대근무가 일상화되면서, 수면 시간은 개인이 '유연하게 조절할 수 있는 것'으로 간주되었습니다. 그러나 '조절'이라는 말이 무색하게도 현대인들은 오히려 스스로 수면 리듬을 관리하기 어려운 시대를 살아가고 있습니다. 밤낮이 뒤바뀌거나, 야근이 반복되거나, 스마트폰이나 온라인 콘텐츠로 인해 잠자리에 들 시간이 점점 늦춰지는 등 다양한 원인으로 수면 부족이 사회적 문제로 떠오르고 있습니다. 이로 인한 만성 피로, 집중력 저하, 우울증, 면역력 약화, 고혈압 등은 현대인의 건강과 직결된 심각한 이슈입니다. 하지만 역설적으로, 최근에는 수면이 '최적화'하거나 '관리'해야 할 대상이 되면서, '슬리포노믹스(Sleeponomics)'라 불릴 정도로 거대한 시장이 형성되고 있습니다. 다양한 수면 보조 기기, 고급 침구, 숙면 유도 음악, 휴식 앱 등이 등장했으며, '숙면이 곧 경쟁력'이라는 인식까지 확산되고 있습니다. 잠을 단순한 무의식적 휴식이 아니라 '투자'로 여기는 경향은, 어찌 보면 현대 소비문화가 만들어 낸 새로운 패러다임이라 할 수 있습니다.

흥미롭게도 역사 속 인물들의 수면 습관은 잠을 어떻게 바라보았는지를 잘 보여 줍니다. 레오나르도 다빈치는 하루 2시간만 자되, 4시간마다 20분씩 나눠 자며 천재적 창의력을 유지했다고 전해집니다. 반대로 아인슈타인은 하루 10시간 이상의 숙면을 통해 사고력을 극대화해야 한다고 믿었습니다. 에디슨은 잠을 '시간 낭

비'로 여겼고, 철학자 칸트는 취침과 기상 시간을 엄격히 지키며 규칙적인 삶을 유지했습니다. 윈스턴 처칠은 하루를 두 번 사는 사람처럼 낮잠과 분절 수면을 활용해 에너지를 회복했고, "낮잠은 두 번째 하루를 만들어 준다."고 말하며 전시 리더십에 이를 적극적으로 활용했습니다. 실제로 그는 자신의 수면 패턴에 맞추어 2차 세계대전 중 한밤중에도 침실에서 내각 회의를 열어 많은 국무위원을 힘들게 하였다고 합니다. 현대의 대표적 기업가인 일론 머스크는 한때 수면을 줄여 하루 4~5시간만 자며 일에 몰입했지만, 이후 "수면 부족은 뇌 기능에 악영향을 준다."며 현재는 하루 6시간 정도의 수면을 확보하려 노력하고 있습니다. 현대의 여러 CEO들 역시 서로 다른 철학을 가지고 있습니다. 수면을 줄여 몰입을 극대화하는 이가 있는가 하면, 충분히 자야 업무의 효율이 오른다고 믿는 이도 있습니다.

 결국 이 모든 예시와 사상은 수면이 결코 단순하지 않다는 사실을 말해 줍니다. 잠은 문화와 종교, 과학과 산업, 그리고 개개인의 삶의 철학까지 총체적으로 녹아 있는 활동입니다. 사람은 의식적으로 잠을 거부할 수도, 의무감에 억지로 잠들 수도 없습니다. 잠은 우리 생체리듬의 핵심이자 존재의 밑바탕입니다. 동양에서는 잠을 자연의 섭리에 따라 힘을 재충전하는 과정으로, 기독교 전통에서는 신의 보살핌과 인간의 깨우침을 모두 아우르는 매개로, 그리고 현대사회에서는 과로로 시달리는 개인들이 가장 먼저 희생하거나 혹은 상품화하는 대상으로 여겨지고 있습니다.

그러나 수면에 대한 다양한 해석과 문화적 변화를 돌아보더라도, 변치 않는 본질이 있습니다. 잠은 몸과 마음을 회복시키고, 때로는 꿈을 통해 심층의 자아와 대화하게 하며, 이튿날 새로운 하루를 열어 주는 문이 됩니다. 동서고금을 막론하고 우리는 잠을 통해 스스로를 다듬고, 내일을 위한 에너지를 축적해 왔습니다. 과학이 발전하고 문화가 달라지더라도 인간이 지닌 생물학적·심리학적 한계를 뛰어넘지 않는 한, 수면의 본질은 결코 바뀌지 않을 것입니다.

오늘날에도 우리는 여전히 자신에게 맞는 수면 패턴을 찾아 헤매고, 분주한 스케줄에 쫓겨 수면 시간을 아끼며, 더 깊은 잠을 위한 제품과 기술을 고민합니다. 그러나 역사를 되짚어 보면, 잠은 언제나 인간에게 가장 원초적이면서도 신성하며, 동시에 삶을 재정비하는 은밀한 시간이었습니다. 이 사실을 잊지 않는다면 매일 밤 찾아오는 수면이 조금은 다른 의미로 다가올지도 모르겠습니다.

Chapter 3

뇌와 수면의 관계(수면 단계, REM/NREM)

우리는 깨어 있을 때 모든 일을 주도적으로 해낸다고 느끼지만, 실제로 뇌가 가장 바쁘게 움직일 때는 아이러니하게도 잠들어 있을 때입니다. 낮에는 보고 듣고 말하고 걷느라 정신이 없었다면 밤에는 오히려 뇌가 이 모든 정보를 정리하고 재구성합니다. 기억을 정리하고 감정을 다독이며, 몸 구석구석이 무리 없이 돌아가도록 손상된 부분을 보수하는 시간도 이때 마련됩니다. 흔히 "자는 동안 아무것도 하지 않는다."고 생각하지만, 실제로는 뇌가 전체적으로 총동원되어 활발히 활동한다고 볼 수 있습니다.

이런 수면은 단순히 눈을 감고 쉬는 한 가지 상태가 아니라, 서로 다른 단계들이 번갈아 가며 진행됩니다. 그중 가장 중요한 구분이 바로 NREM 수면과 REM 수면입니다. NREM은 '비(非) 빠

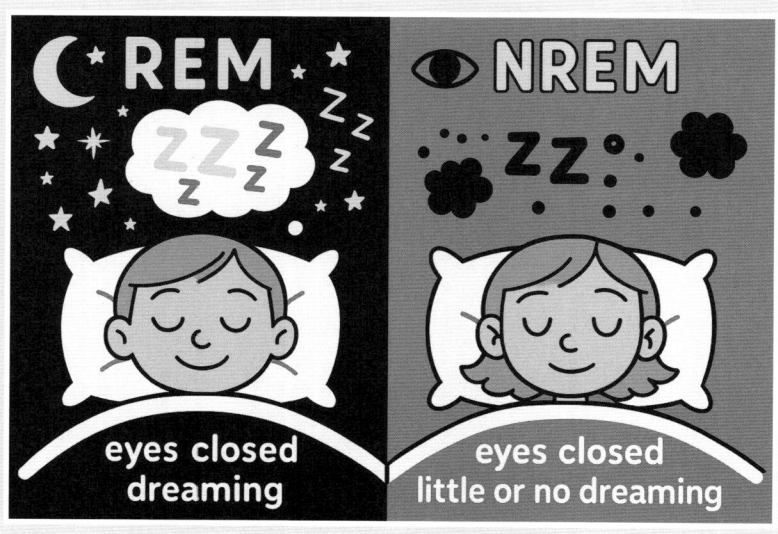

른 안구 운동 수면'을 뜻하는데, 눈동자가 크게 움직이지 않는 상태를 말합니다. 이 단계에는 얕은 잠부터 깊은 잠까지 포함되지만, 특히 몸이 제대로 '휴식 모드'로 들어가고 뇌파가 느려지는 시기가 주를 이룹니다. 우리가 흔히 '깊은 잠'이라고 부르는 게 바로 NREM 수면입니다. 이때는 근육이 회복되고, 성장 호르몬이 분비되며, 면역 기능이 정비됩니다. 헬스장에서 근육을 많이 쓰면 밤에 깊은 잠에 들게 되는데, 그 시간이 길어질수록 몸이 빠르게 회복되는 이유도 NREM 수면 덕분입니다. 몸이 '보수 공사'를 하는 시간이라고 생각하면 이해가 쉽습니다.

반면에, REM 수면은 눈동자가 빠르게 움직이는 시기입니다. 몸은 거의 움직이지 않지만, 뇌파는 낮에 깨어 있을 때와 비슷한 속도로 활발하게 활동합니다. 이 상태에서 주로 선명한 꿈이 나타납니다. 가끔 꿈을 꿀 때 강렬한 장면이 펼쳐지면서도 실제로 몸이 반응하지 않는 경우가 많죠. 그것은 REM 수면 도중에 몸이 일시적으로 마비된 듯이 힘을 쓰지 않는 특징 때문입니다. 하지만 뇌는 꿈을 통해 낮에 얻은 정보를 정리하거나, 여러 가지 감정과 기억을 재구성하여 머릿속 책장에 질서 있게 정리해 둡니다. 가령 꿈에서 새로운 아이디어가 떠오르거나, 복잡한 문제에 대한 힌트를 무의식중에 얻는 일이 종종 벌어지는데, 이 역시 REM 수면 덕분입니다.

문제는 이 두 가지 수면 상태가 적절히 섞여 순환되어야 하루치

삶이 온전히 정리된다는 점입니다. 깊은 NREM 수면에서 몸이 재충전되고, REM 수면에서 뇌가 정보를 잘 갈무리해야 비로소 다음 날 개운하게 일어날 수 있습니다. 그러나 밤늦게까지 스마트폰 화면을 들여다보거나, 과도하게 술을 마시는 등 여러 이유로 수면 사이클이 깨지면 이 중요한 과정이 방해받게 됩니다. 예를 들어, 시험 전날 밤을 새우고 거의 자지 못하면 기억이 제대로 '저장'되지 못해서, 분명히 공부한 내용인데 막상 시험장에서는 떠오르지 않는 경우가 생깁니다. 몸이 피곤한 것도 문제지만, REM 수면이 부족해 뇌가 정보를 정리하는 선별 작업을 끝내지 못한 탓이죠.

수면이 부족하면 면역력이 약화되는 것도 같은 맥락에서 이해할 수 있습니다. 밤사이 몸과 뇌가 리셋될 기회를 놓치면, 각종 세포와 면역체계가 제대로 재정비되지 못해 작은 바이러스나 박테리아에도 쉽게 무너질 수 있습니다. 감기에 자주 걸리거나 상처 회복이 더디다고 느낀 경험이 있다면, 수면 시간이 부족하지 않았는지를 점검해 볼 필요가 있습니다. 최근에는 잠자는 동안 뇌가 내부 노폐물을 청소한다는 사실이 밝혀졌는데, 이 시간이 꾸준히 결핍되면 뇌에 해로운 단백질이 쌓이고, 장기적으로는 치매 위험이 높아질 수 있다는 경고도 있습니다.

그렇다면 반대로 수면이 충분하면 어떤 이점이 있을까요? 우선, 다음 날 피로감이 확 줄어들어 하루를 활기차게 시작할 수 있습니다. 특히 깊은 NREM 수면이 충분히 확보되면 몸이 완벽에 가까운 휴식을 얻어 근육이나 장기 등 신체 기능 전반이 제대로 정비됩니다. 정서적으로도 한결 안정되어, 혹시 전날 부정적인 감정을 느꼈더라도 밤사이 어느 정도 정리된 뒤라 이튿날에는 같은 자극에도 좀 더 여유롭게 대응할 수 있습니다. REM 수면을 거치며 감정적 스트레스가 어느 정도 해소된 상태이기 때문이죠. 그러니 복잡한 일이 정리되지 않거나, 말다툼으로 기분이 상했다면, 우선 잠을 자고 일어난 뒤 다시 생각해 보는 것이 훨씬 현명한 선택입니다.

우리는 매일 NREM 수면과 REM 수면을 오가며 몸과 마음을 가다듬고 정리합니다. NREM 수면은 몸이 깊게 쉬는 시간이고, REM 수면은 뇌가 바쁘게 꿈을 꾸며 정보를 재구성하는 시간입니다. 아무리 바빠도 잠을 억지로 줄이면, 이 중요한 작업 시간을 빼앗기는 셈이 되어 몸과 뇌 모두 점차 문제가 생길 수밖에 없습니다. 몸 컨디션이 좋지 않거나 며칠째 감정이 예민하게 날이 서 있다고 느껴진다면, 잠을 제대로 자고 있는지부터 살펴보아야 합니다. 결국, 잠은 우리의 삶을 뒷받침하는 가장 중요하면서도 쉽게 놓쳐버리는 축과도 같습니다. 깨어 있을 때는 하고 싶은 일을 마음껏 해도, 막상 제때 자지 못하고 얕은 잠에 시달리면 24시간 자체가 무너져 버리니까요. 어느 철학자는 "나는 잠들 때 새로운 내일을 위해 죽었다가, 깨어날 때 다시 태어난다."고 말했는데, REM 수면과 NREM 수면을 충분히 거치고 나면 몸과 마음이 실제로 '재탄생'한 느낌을 주는 것도 사실입니다.

우리는 단순히 휴식을 위해 잠드는 게 아닙니다. 수면은 하루 동안의 경험과 감정을 갈무리하고, 내일을 살아갈 재료를 만들어 내는 정교한 작업이자, 몸과 뇌가 함께 수행하는 삶의 재정비 시간입니다. 그런데 만약 이런 수면의 형태가 어떤 식으로든 손상된다면, 우리에게 어떤 일이 벌어질까요?

다음 장에서는 이와 연관된 다양한 수면 질환에 대해서 살펴보겠습니다.

Chapter 4
대표적인 수면 장애의 종류

진료실 문이 조심스레 열리며, 한껏 주눅이 들어 보이는 어머니와 영 마지못해 따라온 것 같은 고등학교 2학년 남학생이 들어왔습니다. 상담을 시작하기도 전에 어머니의 깊게 패인 눈가와 한숨이 상황의 심각성을 말해 주는 듯했습니다.

"선생님, 얘가 학교에서 자꾸 조는데, 그게 보통 수준이 아니에요. 수업 중에 졸아서 선생님께 혼도 많이 났고요. 급기야는 '태도가 불량하다, 반항한다.'라는 오해까지 사고 있어요. 중학교 2학년 때부터 그러기는 했지만, 고등학교에 와서 더 심해졌어요."

내 앞에 앉은 학생은 계속 눈을 비비며 꾸벅꾸벅 조는 모습을 보였습니다. 조금 전까지도 잠을 자다가 억지로 깨어난 듯한 표정이었습니다. 어머니의 설명에 따르면, 이 학생은 아침에 1교시가 시작

되자마자 잠에 빠져들어 종례가 끝날 때까지 거의 깨어 있지 못하며, 누군가 깨워야만 겨우 일어난다고 했습니다. 점심시간에도 밥을 먹으러 갈 틈도 없이 잠들어 버리기 일쑤라, 친구들이 깨워 주지 않으면 하루 종일 굶기도 한다고 합니다. 심지어 노래방이나 지하철, PC방처럼 소음이 있는 환경에서도 갑자기 훅 잠이 들어 곤란을 겪는 경우가 잦았다고 했습니다. 흥미로운 점은 이 학생이 밤에는 비교적 잘 잔다는 것이었습니다. 늦게까지 게임을 하거나 스마트폰을 보다가 졸음을 놓치지 않고 잠자리에 들면 보통 사람들과 크게 다르지 않게 밤잠을 잔다고 합니다. 문제는 낮 시간에 '시도 때도 없이' 졸음이 쏟아진다는 점이었습니다. 선생님들이 볼 때는 교칙을 어기는 학생, 수업을 대충 듣고 태도가 좋지 않은 학생으로 오해하기 쉽지요. 어머니는 여러 병원을 전전하다가 결국 제 진료실까지 찾아오신 것입니다.

이 사례는 실제로 제가 경험하였던 '기면증(Narcolepsy)'의 전형적인 모습 중 일부입니다. 물론 모든 기면증이 이와 같지는 않지만, 낮에 심한 졸음이 찾아와 일상생활에 심각한 지장을 초래할 경우 '그냥 피곤해서 그런 것'이라고 치부하기엔 문제가 큽니다. 기면증은 검사나 면밀한 문진을 통해 진단해야 하며, 적절한 치료와 생활 습관 교정을 통해 충분히 증상을 완화할 수 있는 질환입니다.

이번 장에서는 이처럼 일상생활을 뒤흔드는 다양한 수면 장애들 중 대표적인 것들을 살펴보고자 합니다. 흔히 많이 알려진 불면증(Insomnia), 기면증(Narcolepsy), 수면무호흡(Sleep Apnea), 하지불안증후군(Restless Legs Syndrome), 일주기 리듬 수면 장애(Circadian Rhythm Sleep Disorder), 그리고 시차 적응 장애(Jet Lag), 교대근무 수면 장애(Shift Work Sleep Disorder) 등을 차례대로 알아보겠습니다. 비교적 흔한 질환들이지만, 정확히는 무엇이고 어떻게 대응해야 하는지 모르는 분들이 여전히 많습니다. 이 장을 통해 수면 장애에 대한 이해와 관심을 높여 보시면 좋겠습니다.

1. 불면증(Insomnia)

불면증은 수면 장애 중에서도 가장 흔하게 알려진 질환으로, 보통 잠들기가 어렵거나 자더라도 중간에 자주 깨거나, 혹은 새벽에 일찍 깨어 다시 잠들지 못하는 등의 증상으로 나타납니다. 이러한 문제가 일주일에 세 번 이상, 3개월 이상 지속되면 만성 불면증으로 진단할 수 있습니다.

불면증의 원인은 매우 다양합니다. 스트레스나 불안, 우울증 같은 심리적 요인을 비롯해, 카페인이나 알코올처럼 수면을 방해하는 물질의 과도한 섭취, 빛이나 소음, 온도와 같은 환경적 요인, 특정 약물 복용 또는 기타 신체 질환 등이 복합적으로 작용하는 경우가 많습니다.

주요 증상으로는 잠들기 어려운 입면 장애, 자주 깨거나 새벽에 일찍 깨어 다시 잠들지 못하는 유지 장애와 조기 각성, 수면 중 자각되는 잦은 뒤척임, 낮 동안의 심한 피로, 두통, 집중력 저하, 짜증 등이 있습니다. 이러한 증상을 겪을 때 가장 먼저 실천해야 할 것은 수면위생 개선입니다. 예를 들어, 잠자리에 들기 전 스마트폰이나 TV 시청을 줄이고, 과도한 카페인 섭취를 제한하며, 규칙적인 취침·기상 시간을 지키는 것이 핵심인데, 만약 심리적 원인이 크다면 이완 요법이나 인지행동치료와 같은 전문 상담을 통해 스트레스를 관리하는 것이 필요합니다. 특히 만성화된 불면증은 단순한 의지나 노력만으로는 해결하기 어려운 경우가 많기 때문에, 전문의를 찾아 의학적 또는 심리적 도움을 받는 것이 중요합니다.

2. 기면증(Narcolepsy)

기면증은 낮 동안에 참기 어려운 졸음이 지속해서 나타나는 것이 특징인 수면 장애입니다. 위 사례의 고등학생처럼 "밤에는 잘 자는데, 낮에는 도저히 깨어 있기 힘들다."는 식입니다. 흔히 낮잠은 보통의 피곤한 사람도 잘 수 있지만, 기면증 환자는 그 강도가 훨씬 심하고, 종종 주변 환경과 전혀 상관없이 졸음에 빠지게 됩니다. 주요 증상으로는 반복적으로 졸음이 엄습하거나 갑작스레 잠에 빠지는 과도한 주간 졸림, 감정 변화(예: 웃음, 흥분 등)와 함께 갑자기 전신 또는 일부 근육의 힘이 빠지는 탈력발작(Cataplexy), 잠들 무렵이나 깨어날 때 몸을 움직일 수 없는 수면마비(Sleep Paralysis), 그리고 현실감 있는 생생한 이미지나 소리를 경험하는 입면 시 환각 등이 있습니다. 이러한 증상은 일상생활에 큰 불편을 초래할 뿐만 아니라, 주변 사람들로부터 오해를 초래할 수 있습니다. 기면증은 단순히 '많이 피곤해서 조는 것'과는 전혀 다른 질환으로, 중추신경계의 문제, 특히 뇌 속 각성을 조절하는 신경전달물질인 하이포크레틴(Orexin)의 결핍과 관련이 있는 것으로 알려져 있습니다. 정확한 진단을 위해서는 밤사이의 수면 양상을 살펴보는 '야간 수면다원검사'와, 낮 동안의 수면 잠재력 및 수면 시작 시 REM 수면 여부를 측정하는 '다중수면잠복기검사(MSLT)' 등의 정밀검사가 필요합니다. 기면증의 치료는 주로 각성 상태를 도와주는 약물 복용과 함께, 일정한 수면·기상 시간을 유지하는 수면 위생 관리, 필요 시 주간에 짧은 낮잠을 계획적으로 취하는 생활 습관 조절을 병행해야 합니다. 무엇보다 중요한 것은, 기면증 환자를 '의지가 약한 사람'이나 '게으른 사람'으로 보지 말고 의학적 치료와 사회적 배려가 필요한 환자로 인식하는 것입니다. 이러한 인식의 변화는 환자의 근본적인 회복과 삶의 질 향상에 큰 도움이 됩니다.

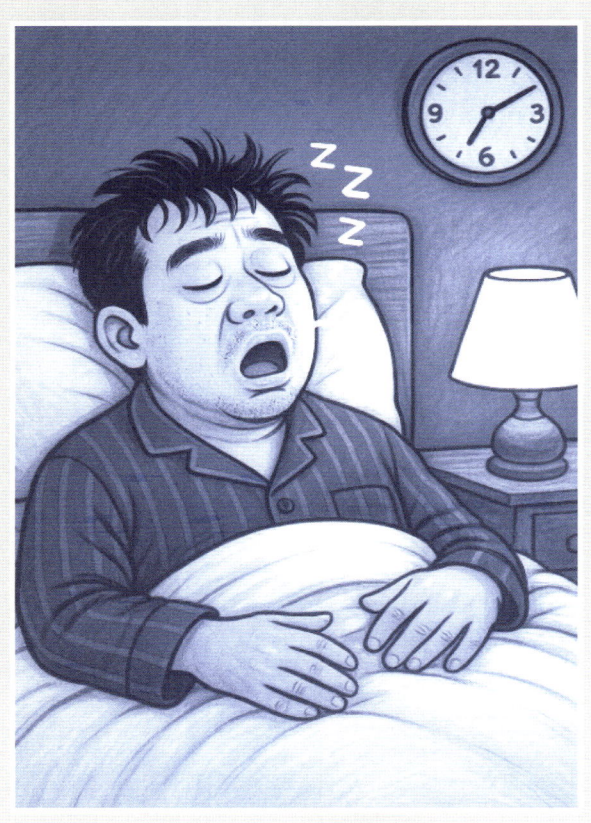

3. 수면무호흡(Sleep Apnea)

수면무호흡은 잠자는 동안 호흡이 반복적으로 멈추거나 심하게 감소하는 상태를 말합니다. 가장 흔한 유형은 폐쇄성 수면무호흡증(Obstructive Sleep Apnea, OSA)으로, 비만이나 편도선 비대, 또는 두개골·턱 구조 등에 의해 기도가 좁아져서 발생합니다. 자는 동안 호흡이 멈추면, 혈중 산소 농도가 떨어지고 뇌가 '위험하다'고 판단해 강제로 깨워 버립니다. 그렇다 보니 깊은 잠을 제대로 유지하지 못하고, 자주 '깜빡' 깨어나는 상황이 발생합니다. 이러한 상태가 반복되면 숙면이 방해받고, 결국에는 낮 동안 극심한 피로감과 졸음, 집중력 저하 등 다양한 일상생활의 장애로 이어집니다. 대표적인 증상으로는 심한 코골이, 자주 깨거나 뒤척임, 아침 두통과 입마름, 그리고 낮 동안의 과도한 졸림 등이 있으며, 주변인이 관찰했을 때 자는 동안 숨을 멈춘 것처럼 보이기도 합니다. 치료방법으로는 먼저 체중감량, 금주, 금연, 옆으로 자는 자세를 취하는 등 기본적인 생활 습관을 교정하는 것이 중요하며, 증상이 심한 경우에는 양압기(CPAP, Continuous Positive Airway Pressure)를 이용해 수면 중 기도로 일정한 압력의 공기를 불어넣어 호흡이 멈추지 않도록 유지시켜야 하고, 해부학적 구조의 이상이 원인일 경우에는 편도 절제술이나 턱 교정술과 같은 수술적 치료가 필요할 수도 있습니다. 수면무호흡은 단순히 '옆에서 자는 사람이 코를 골아서 시끄러운 문제'로 끝나는 것이 아닙니다. 수면 중 산소 부족 상태가 반복되면 심뇌혈관계 질환 위험을 높이고, 고혈압, 부정맥, 심부전 등으로 이어질 수 있으므로 매우 중요한 질환입니다.

4. 하지불안증후군(Restless Legs Syndrome, RLS)

하지불안증후군은 다리에서 이상한 느낌이 올라와 견딜 수 없어 계속 다리를 움직이게 되는 질환입니다. 주로 저녁이나 밤, 특히 잠자리에 누웠을 때, 다리에 벌레가 기어가는 듯한 불쾌감, 저릿저릿한 감각 등이 나타나며, 다리를 움직여야만 이 불쾌감을 줄일 수 있습니다. 당연히 이런 증상이 있으면 잠들기 어렵고, 설령 잠이 들어도 지속적인 미세한 움직임 때문에 숙면이 방해받는 악순환이 이어집니다. 증상의 특징으로는 다리에 벌레가 기어가는 느낌이나 전기가 흐르는 듯한 불편한 이상감각이 나타나고, 특히 저녁이나 밤 시간대의 휴식 상태에서 증상이 심해집니다. 다리를 움직이면 일시적으로 증상이 완화되기도 하지만 결국 다리를 주무르거나 주기적으로 움직이게 되어 깊은 수면을 방해받게 됩니다.

하지불안증후군의 원인은 철분 결핍이나 도파민 대사 이상 등 여러 가지가 복합적으로 작용하는 것으로 알려져 있습니다. 이에 따라 철분 보충이 도움이 되는 경우도 있고, 파킨슨병에 사용하는 약물과 유사한 도파민 작용제를 통해 증상을 완화시키기도 하며, 그 외에도 규칙적인 운동과 카페인·알코올 섭취 제한, 스트레칭

등 생활 습관 개선이 도움이 됩니다. 증상이 심해 일상생활에 지장을 줄 정도라면 반드시 전문의와 상의하여 약물치료를 포함한 적절한 치료 계획을 세우는 것이 중요합니다.

5. 일주기리듬 수면 장애(Circadian Rhythm Sleep Disorder)

인간의 뇌는 빛을 비롯한 여러 환경 신호를 통해 생체 시계(서카디안 리듬, circadian rhythm)를 맞춰 갑니다. 일반적으로 하루 24시간 주기로 잠을 자고 깨어나도록 프로그램이 되어 있지만, 이 리듬이 깨지면 정상적인 수면·각성 패턴을 유지하기 어려워집니다. 생체 시계는 뇌의 시상하부에 위치한 시교차상핵(SCN)이라는 부위가 중심이 되어 작동하며, 수면과 각성뿐 아니라 체온, 호르몬 분비, 식욕 등 다양한 생리적 기능을 주기적으로 조율합니다. 이 생체 시계는 외부 환경, 특히 빛에 가장 민감하게 반응하기 때문에 아침 햇빛이나 밝은 환경에 노출되면 '지금은 깨어 있을 시간'이라는 신호를 받고, 반대로 어두워지면 멜라토닌이라는 수면 호르몬이 분비되어 자연스럽게 졸음이 유도됩니다. 하지만 야간에 스마트폰이나 TV 화면에서 나오는 인공조명에 오래 노출되거나, 수면 시간이 들쭉날쭉한 생활을 반복하면 생체 시계는 혼란을 겪게 되고, 이로 인해 수면 리듬이 점점 뒤로 밀리거나 완전히 깨져 버리는 현상이 발생합니다. 이렇게 생체 시계와 실제 생활 시간표 사이의 불일치로 생기는 대표적인 수면 장애가 바로 일주기리듬 수면 장애(Circadian Rhythm Sleep Disorder)이며, 그 주요 유형으로는 지연수면위상증후군(Delayed Sleep Phase Syndrome, DSPS), 전진수면위상증후군(Advanced Sleep Phase Syndrome, ASPS), 불규칙수면각성리듬(Irregular Sleep-Wake Rhythm)이 있습니다. DSPS는 밤늦게, 또는 새벽에 잠이 들고 점심 이후에야 일어나는 경우로 흔히 '올빼미형'이라 불리며, 특히 청소년과 젊은 층에서 자주 관찰됩니다. 반대로 ASPS는 저녁 아주 이른 시간부터 졸음이 몰려오고 새벽 일찍 눈이 떠지는 유형으로 중장년층 이상에서 주로 나타나며, 단순한 '새벽형 인간'과는 달리 생활에 불편을 초래할 정도로 조기 수면이 강제되는 병적인 상태입니다. 불규칙수면각성리듬은 일정한 취침·기상 시간이 없이 하루 중 짧은 시간 동안 여러 차례 잠들고 깨는 패턴이 반복되는 것으로, 낮과 밤의 구분이 거의 없고 수면 패턴에 예측 가능성이 떨어져 사회적 기능 유지가 매우 어렵습니다. 이처럼 일주기 리듬 수면 장애는 학교나 직장 등 사회적 요구와 개인의 생체리듬이 충돌하면서 일상생활에 큰 지장을 초래하는데, 특히 DSPS의 경우 "밤에 아무리 누워도 잠이 오지 않고, 아침에는 도저히 일어날 수 없다."는 호소로 병원을 찾는 경우가 많으며, 이는 의지나 태도의 문제가 아니라 뇌의 생체 시계가 실제로 늦춰져 있기 때문입니다. 이러한 리듬 장애를 치료하기 위해서는 생체 시계를 외부 환경과 다시 동기화시키는 접근이 필요하며, 가장 대표적인 방법이 광치료(밝은 빛 노출)입니다. 아침에 햇빛이나 강한 인공광에 노출되면 뇌는 낮이 시작되었음을 인지하고 생체리듬을 앞당기게 되며, 반대로 밤에는 조명을 줄이고 블루라이트를 차단하여 멜라토닌 분비를 방해하지 않도록 해야 합니다. 이와 함께 멜라토닌 보충제를 취침 1~2시간 전에 소량 복용하면 수면 유도에 도움이 되는데, 복용 시간과 용량은 개인의 리듬에 따라 달라지므로 전문가의 지도 아래 사용하는 것이 좋습니다. 그러나 무엇보다 중요한 것은 매일 일정한 시간에 자고, 일정한 시간에 일어나는 규칙적인 수면 습관을 장기간 유지하는 것으로, 생체 시계는 반복되는 행동에 의해 훈련되고 안정화되기 때문에 꾸준한 실천 없이는 쉽게 제자리로 돌아가지 않습니다. 결국 생체 시계는 우리 몸의 하루를 조율하는 보이지 않는 내부 타이머이자, 수면의 질뿐 아니라 삶의 질 전반에 영향을 미치는 중요한 생리적 메커니즘이므로, 이를 잘 이해하고 관리하는 것이 건강한 수면을 회복하는 첫걸음이 됩니다.

6. 시차 적응 장애(Jet Lag)와 교대근무 수면 장애

시차 적응 장애(Jet Lag)는 비행기를 타고 시차가 큰 지역으로 이동했을 때, 우리 몸의 생체 시계와 현지 시간 사이에 불일치가 생겨 발생하는 대표적인 수면 장애입니다. 장거리 여행 이후 낮과 밤이 바뀐 낯선 환경에서 밤에는 잠이 오지 않고, 반대로 낮에는 극심한 졸음이 몰려오는 현상을 누구나 한 번쯤은 경험해 보았을 것입니다. 생체 시계는 하루에 10시간 이상 큰 시차가 발생하면 완전히 적응하는 데 꽤 오랜 시간이 걸릴 수 있습니다. 이를 완화하기 위해서는 여행 전에 미리 빛 노출 시간과 식사·취침 시간 등을 현지 시간에 맞추어 조정하는 것이 도움이 되며, 도착 후에는 아침 햇볕을 충분히 쬐거나, 필요 시 광치료 기기를 활용해 생체리듬을 앞당기는 것이 좋습니다. 또한 멜라토닌 보조제를 활용해 취침 시간을 조절하는 방법도 효과적입니다.

이와 유사하게, 교대근무 수면 장애(Shift Work Sleep Disorder)는 밤 근무나 2교대, 3교대근무를 반복하는 직장인들에게 자주 나타나는 문제로, 근무 시간표가 일정하지 않아 생체 시계가 지속적으로 혼란을 겪게 되고, 결국 정상적인 수면 주기를 유지하기 어려워지는 현상입니다. 야간 근무 후 낮에 수면을 취해야 하지만 주변의 소음, 밝은 햇빛, 가족이나 사회 활동으로 인해 깊은 수면을 방해받기 쉽고, 이로 인해 만성적인 피로, 낮 시간의 졸음, 집중력 저하, 업무 효율 감소 등이 뒤따르게 됩니다. 이러한 문제를 줄이기 위해서는 가능한 일정한 근무 패턴을 유지하거나, 교대 주기를 길게 하여 적응 시간을 확보하는 것이 좋습니다. 낮에 수면을 취할 때는 암막 커튼이나 귀마개 등으로 수면 환경을 최대한 조용하고 어둡게 만드는 것도 중요합니다. 또한 근무 중간의 휴식 시간이나 근무 전후에 짧은 낮잠(파워냅)을 활용하면 졸음을 줄이고 집중력을 유지하는 데 도움이 될 수 있습니다. 시차 적응 장애와 교대근무 수면 장애는 모두 생체 시계와 외부 환경의 부조화에서 비롯되며, 이를 극복하기 위해서는 계획적인 빛 노출, 규칙적인 수면 습관, 환경 조절 등 생체리듬을 고려한 전략적 관리가 필요합니다.

7. 폭발머리증후군

수면과 관련된 증상 중에는 이름만 들어도 다소 충격적으로 느껴지는 것이 하나 있습니다. 바로 폭발머리증후군(Exploding Head Syndrome, EHS)입니다. 다소 과장된 이름처럼 들릴 수 있지만, 제 친한 친구도 이 병 때문에 고생하는 것을 보면 생각보다 많은 사람들이 겪고 있는 것 같습니다. 폭발머리증후군은 잠들 무렵이나 잠에서 막 깰 때, 머릿속에서 갑자기 '펑', '쾅', '우르릉' 하는 매우 큰 소리가 들리는 현상을 말합니다. 이 소리는 실제 외부의 소리가 아니며, 본인만이 느낄 수 있는 뇌 내 인식의 일종입니다. 어떤 사람은 마치 번개가 치거나 총성이 울리는 것처럼 표현하기도 하고, 전기 충격 같은 느낌이나 강한 불빛이 동반되기도 합니다. 이러한 경험은 보통 수초 내에 사라지며, 통증은 없지만 강한 놀람이나 공포감을 유발할 수 있어 처음 겪는 사람에게는 매우 불안한 경험이 될 수 있습니다.

정확한 원인은 아직 명확히 밝혀지지 않았지만, 수면 전환기 뇌의 감각 정보 처리에 일시적인 오류가 생기면서 발생하는 것으로 추정됩니다. 쉽게 말해, 뇌가 수면 단계로 들어가면서 청각 정보를 처리하는 부분이 갑자기 잘못 작동하여 '존재하지 않는 거대한 소리'를 만들어 낸다는 것입니다. 스트레스, 피로, 수면 부족, 불규칙한 수면 습관 등이 유발 요인으로 관찰되며, 대부분은 1~2회 경험하고 지나가지만 일부는 반복적으로 나타나 일상생활에 불안감을 유발하기도 합니다. 다행히도 폭발머리증후군은 위험하거나 뇌 손상을 일으키는 질환은 아니며, 치료가 반드시 필요한 병적 상태도 아닙니다. 그러나 자주 반복되거나 이로 인해 잠드는 것이 두렵고 불안해진다면 불면증과 연계되어 수면의 질을 저하시킬 수 있으므로, 수면 환경을 안정시키고 스트레스를 줄이는 등의 생활 습관 개선이 필요합니다. 때로는 수면 전 이완 요법이나, 불안이 심할 경우 단기간의 항불안제 사용을 고려할 수도 있습니다. 많은 사람이 이 증상을 처음 경험하고 "혹시 내가 뇌졸중이나 뇌출혈을 겪는 건 아닐까?" 하고 병원을 찾는 경우가 많은데, 특징적인 병력을 잘 들어 보면 별도의 검사 없이도 비교적 쉽게 진단할 수 있습니다. 의료진과의 상담을 통해 이 증상이 위험한 것이 아니며 일시적일 수 있다는 점을 확인하는 것만으로도 큰 안도감을 줄 수 있습니다. 폭발머리증후군은 생소하지만, 실제로 수면 장애의 스펙트럼 안에서 생각보다 흔하게 나타날 수 있는 증상입니다. 다행히 대부분의 경우 특별한 치료 없이도 증상이 자연스럽게 사라지지만, 그 불쾌감이나 공포감이 반복적으로 수면을 방해한다면 다른 수면 장애들과 마찬가지로 적극적인 관심과 관리가 필요합니다.

8. 수면 장애를 극복하기 위한 조언

수면 장애는 일상생활 전반에 큰 영향을 미칩니다. 단순한 불면이나 졸림을 넘어서 업무 또는 학업 능력이 떨어지고, 대인관계가 악화될 수 있으며, 육체적·정신적 건강 상태가 급속도로 나빠질 위험이 높아집니다. 따라서 아래와 같은 전반적 조언을 염두에 두시면 좋겠습니다.

• 규칙적인 생활 습관 유지: 매일 같은 시간에 자고 일어나는 것이 중요합니다. 주말이나 휴일에도 잠을 몰아서 자기보다는, 평소와 비슷한 기상 시간을 지키는 것이 장기적으로 도움이 됩니다.

• 수면위생 개선: 잠자리는 오직 수면을 위한 공간으로 인식하도록 합니다. 침대 위에서 스마트폰을 보거나 TV 시청, 업무 등을 하는 습관을 줄이세요. 빛, 온도, 소음 등도 최대한 숙면에 도움이 되는 방향으로 맞추어야 합니다.

• 적절한 빛 노출: 낮 동안 실외 활동이나 밝은 빛 노출을 통해

생체리듬을 유지합니다. 밤에는 조도를 낮춰 뇌가 '휴식 시간'임을 인지하도록 돕습니다.

- 카페인, 니코틴, 알코올 조절: 카페인이나 니코틴은 각성을 유도하고, 알코올은 수면의 질을 떨어뜨립니다. 음주 후 잠은 자는 것 같아도 깊은 숙면이 깨지기 쉽습니다.
- 필요 시 전문 진료: 수면 장애가 지속되거나, 일상생활에 심각한 지장을 초래한다면 수면 클리닉이나 전문의와 상담해 보는 것이 좋습니다. 수면다원검사를 통해 원인을 정확히 파악하고, 적절한 약물치료나 행동치료, 기구 사용 등을 병행하는 것이 효과적입니다.

이번 장에서는 흔히 겪을 수 있으면서도, 정확히는 잘 모르는 대표적인 수면 장애들에 대해 살펴보았습니다. 수면에 문제가 생기면 단순 피로에서 그치지 않고 정신적·육체적 건강에 큰 파급효과가 있다는 점을 꼭 기억하셔야 합니다.

앞서 언급한 고등학교 2학년 남학생의 경우, 기면증으로 진단을 하였습니다. 적절한 약물 치료와 함께, 수업 도중 짧은 '전략적 낮잠'을 허용해 주거나, 밤에는 가능한 규칙적인 취침 시간을 지키는 등의 관리가 이루어졌습니다. 학교 선생님들도 이 학생의 상태를 이해하게 된 후에는 '태도가 불량한 반항아'가 아니라 '치료가 필요한 수면 장애 환자'임을 알고 협조해 주었습니다. 이후 학생은 조금씩 생활이 개선되었고, 무엇보다 본인 스스로 병에 대한 인식이 높아져서, 장기적으로도 상태를 잘 관리하는 모습을 보였습니다. 무엇보다도 대한민국의 어머니가 가장 중요시 하는 즉 학업 성적이 몰라보게 좋아졌습니다.

수면 장애는 본인뿐 아니라 가족, 친구, 동료, 선생님 등 주변 모두의 이해와 협조가 필요한 질환입니다. 때론 엄격한 규칙을 강요하기보다는 환자의 상태를 함께 이해하고 배려하는 분위기가 더욱 빠른 호전을 가져오곤 합니다. 혹시라도 스스로나 주변 누군가가 "밤에 잠을 못 자서 너무 괴롭다.", "낮에 도저히 깨어 있을 수가 없다.", "자꾸 코를 심하게 골고 잠결에 숨이 막히는 것 같다." 등등 수면 문제를 호소한다면, 무심코 지나치지 마시고 적절한 시점에 전문가와 상의해 보시길 권합니다. 건강한 수면은 우리의 삶의 질을 높이는 핵심 요소이며, 나아가 학업과 직장, 가정의 평화를 지키는 밑거름이기도 합니다.

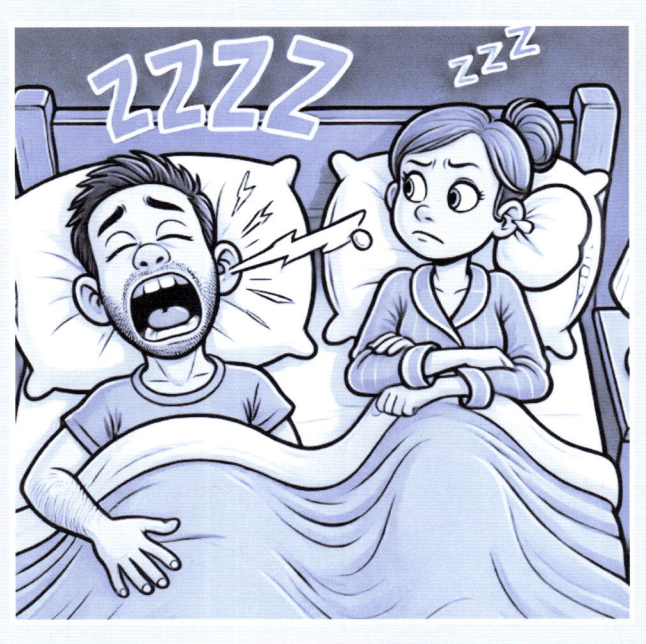

Chapter 5

코골이의 증상과 원인

"부부 절반 이상 각방 쓴다!"

이것은 2017년 『여성조선』에 실린 충격적인(?) 기사입니다. 그런데 문제는, 그 이유가 사이가 안 좋아서 그런 것이 아니고 가장 많은 원인이 배우자의 잠버릇이라고 합니다. 그 잠버릇이 무엇일까요? 결혼한 부부라면 짐작하겠지만, 대부분의 경우 바로 코골이가 그 원인입니다. 잠든 본인은 전혀 인지하지 못한 채 태평하게 잠을 자고 있지만, 배우자는 밤새 '사이렌' 같은 소리에 뒤척이며 잠을 이루지 못합니다. 우리는 흔히 코골이를 단순히 시끄럽고 민망한 잠버릇 정도로 여깁니다. 그러나 이 코골이는 사실 가볍게 넘겨서는 안 될 몸의 경고 신호일 수 있습니다.

사람은 잠을 자는 동안 몸의 근육이 이완되는데, 혀를 비롯한 목 안쪽의 근육들도 예외는 아닙니다. 이로 인해 기도, 즉 공기가 지나가는 통로가 좁아지거나 부분적으로 막히면, 숨이 통과할 때 떨림이 생기면서 특유의 코 고는 소리가 발생하게 됩니다. 따라서 코골이는 단순한 잠버릇이 아니라, 숨길이 좁아진 상태에서 억지로 호흡하려는 과정에서 생기는 현상이며, 그 배경에는 다양한 원인이 존재합니다. 비만, 체형, 코막힘, 턱의 구조, 혀의 크기, 나이 등 수많은 요소가 기도 협착에 영향을 미치며, 때로는 피로하거나 감기에 걸렸을 때도 일시적으로 코를 골 수 있습니다. 하지만 거의 매일 밤 습관적으로 코를 고는 경우라면, 이는 결코 가볍게 넘길 문제가 아닙니다.

코골이와 가장 밀접하게 연관된 대표적인 질환은 수면무호흡증입니다. 말 그대로, 자는 중에 호흡이 일시적으로 멈추는 상태가 반복되는 것입니다. 잠을 자는 동안 기도가 완전히 혹은 부분적으로 차단되어 공기의 흐름이 끊기고, 이로 인해 산소포화도가 급격히 떨어지면 뇌는 '위험하다'는 신호를 보내 강제적으로 각성을 유도합니다. 수면무호흡증을 앓는 사람은 잠을 자도 깊은 잠에 들지 못하고 계속해서 깨어나므로, 자고 나서도 전혀 개운하지 않고, 낮에는 졸음과 집중력 저하에 시달리기 쉽습니다. 머리가 무겁거나 아침에 두통이 있을 수 있고, 기억력 저하나 감정 기복, 우울감 등도 자주 나타납니다. 가족들 역시 "자는 중에 숨이 멈춘 것 같다."고 말할 만큼 무섭게 느끼는 경우가 흔하고, 당사자는 이런 상태를 전혀 자각하지 못한 채 지내는 경우가 많습니다. 이 질환을 방치하면 단순한 피로나 졸음을 넘어 전신 건강에까지 악영향을 미치게 됩니다. 수면무호흡증이 계속되면, 반복되는 산소 부족과 교감신경의 과활성화로 인해 혈압이 올라가고, 실제로 수면무호흡증 환자 중에는 고혈압을 동반한 경우가 많습니다. 적절한 치료를 통해 수면 상태가 개선되면 혈압도 함께 조절되는 사례도 적지 않습니다. 산소 부족은 심장에도 무리를 주어 부정맥, 심근경색, 심부전 같은 심장 질환의 위험을 높이고, 뇌혈류가 제대로 공급되지 않으면 뇌졸중의 위험도 커집니다. 장기적으로는 인지 기능 저하, 치매 발생률 상승과도 연관성이 있다는 연구가 있습니다. 게다가 수면 중 저산소 상태가 인슐린 저항성을 높여 당뇨병 발병률까지 높일 수 있기 때문에, 수면무호흡증은 '잠의 문제'가 아니라 '삶의 문제'라고 해도 과언이 아닙니다.

그럼에도 불구하고 많은 사람이 코골이를 대수롭지 않게 여기는 경향이 있습니다. "나는 코를 골지만 잠은 잘 자니까 괜찮다."거나 "운동선수도 코를 곤다는데 문제 될 것 있나?" 하는 식의 생각이 대표적입니다. 그러나 매일 밤 반복되는 코골이, 특히 숨이 멎는 듯한 정적이 동반된다면, 단순한 잠버릇이 아니라 심각한 질환일 수 있습니다. 더 큰 문제는 코를 고는 사람 스스로는 이를 잘 인지하지 못한다는 점입니다. 오히려 같이 자는 가족이 도저히 견디지 못해 병원에 데려오고 나서야 비로소 수면무호흡증 진단을 받는 경우가 많습니다. 극단적인 경우 가족이 없다면 젊은 나이에 돌연사를 할 수도 있습니다. 원인도 모른 채로 말입니다.

병원에서는 주로 '수면다원검사(Polysomnography, PSG)'를 통해 정확한 진단을 내립니다. 검사실에서 하룻밤을 자며 뇌파, 심전도, 호흡, 산소포화도, 눈 움직임, 근육 긴장도, 코골이 소리 등을 측정하여 수면의 질과 무호흡 정도, 산소가 떨어지는 양 등을 종합적으로 파악합니다. 이를 바탕으로 단순 생활 습관 교정만으로 개선이 가능한지, 양압기(CPAP)가 필요한지, 수술이 필요한 상태인지를 결정합니다. 물론 모든 코골이가 치료가 필요한 것은 아닙니다. 음주나 극심한 피로 등으로 인한 일시적인 코골이는 드물지 않기 때문입니다. 다만 그 코골이가 반복적이고 습관적이며, 수면무호흡까지 동반되는지를 살펴봐야 합니다. 자고 일어나도 개운하지 않고 낮에 심한 졸음을 느끼거나, 머리가 무겁고 두통이 잦으며, 가족들이 "자는 모습이 무섭다."고 말한다면, 이를 단순 코골이로 넘겨서는 안 됩니다. 반면 무호흡 없이 규칙적인 코골이만 있다면, 체중 감량이나 옆으로 자기, 코막힘 치료, 금주 같은 습관 개선으로도 충분히 호전될 수 있습니다. 결국 핵심은 '단순 코골이'와 '치료가 필요한 코골이'를 감별하는 것이며, 의심스럽다면 수면 전문의를 찾아와 전문 검사를 받아 보는 것이 현명합니다.

  많은 사람이 "나는 잠버릇이 좀 심한 편이야."라고 대수롭지 않게 넘기지만, 이 작은 잠버릇이 심장과 뇌, 전신 건강에 심각한 위협이 되고 있을 수 있다는 점을 기억해야 합니다. 코골이는 결코 시끄러운 소리에 그치는 일이 아니라, 몸이 보내는 구조 요청, 즉 "Help me!"라는 신호일 수 있습니다. 다행히도 수면무호흡증은 조기에 발견해 적절한 치료를 받으면 충분히 호전될 수 있고, 삶의 질 또한 크게 달라집니다. 그러니 오늘 밤 누군가의 코골이 소리가 거슬릴 정도로 들린다면, "시끄러워!" 하며 화를 내기보다는, "병원에 가서 한번 검사 받아 보자?"고 부드럽게 제안해 보는 편이 좋겠습니다. 옆에 있는 남편이 코를 심하게 골면 다른 방에서 자는 것이 남편에 대한 배려가 아닙니다. 그 사람의 손을 꼭 잡고 병원을 함께 찾아가는 것, 그것이 진정한 사랑입니다.

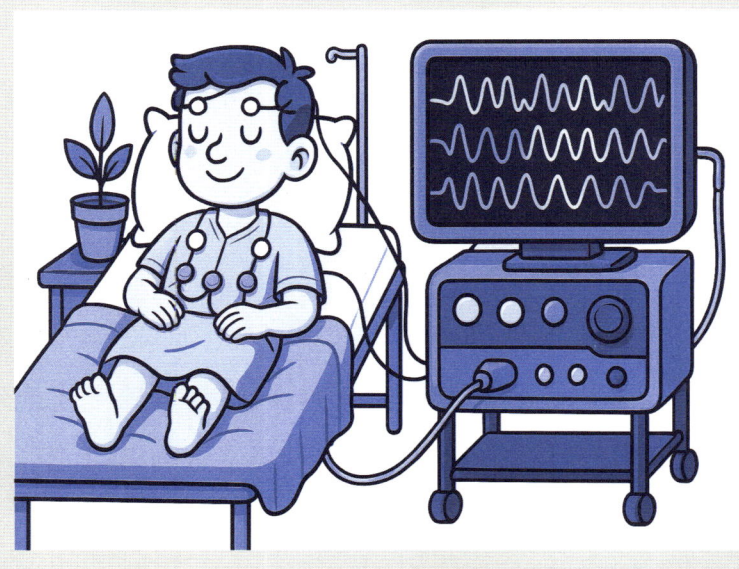

Chapter 6

수면다원검사는 어떻게 진행되는가?

"잠을 자는데 병원에 가서 검사를 받아야 하나요?"

수면클리닉에서 가장 자주 듣는 질문입니다. 잠은 단순히 눈을 감고 몇 시간 조용히 누워 있는 행위가 아닙니다. 뇌, 근육, 호흡, 심장, 혈중 산소 농도 등 온몸의 장기들이 복잡하게 상호작용하며 휴식을 취하고 회복하는 시간입니다. 그래서 잠을 잘 자는지, 문제가 생기진 않았는지를 알아보기 위해서는 단순히 '몇 시간 잤느냐'만으로는 부족하고, 실제로 자는 동안 몸 안에서 어떤 일이 일어나는지를 '과학적으로 관찰'해야 합니다. 바로 그 과학적 관찰을 가능하게 해 주는 것이 지금 소개할 '수면다원검사(Polysomnography, PSG)'입니다.

1. 수면다원검사란 무엇인가요?

수면다원검사는 한마디로 말하면, 잠자는 동안의 몸 상태를 다각도로 측정하는 입체적인 검사입니다. 뇌파, 심전도, 호흡, 근육 움직임, 산소포화도, 눈의 움직임, 코골이 소리 등 여러 생리적 신호를 동시에 기록하여 우리가 얼마나 잘 자고 있는지를 숫자와 그래프로 보여 주는 '수면의 건강 검진'이라 볼 수 있습니다. 이 검사는 병원 내 수면검사실에 마련된 조용하고 어두운 방에서 하룻밤 동안 진행됩니다. 검사 중에는 머리, 얼굴, 가슴, 손가락, 다리 등 여러 부위에 작은 센서들을 부착하는데, 이 센서들이 각각 수면과 관련된 생체 신호를 수집합니다. "전선이 너무 많아 불편하지 않을까요?" 하고 걱정하시는 분들이 많은데, 실제로는 생각보다 많이 불편하지 않습니다. 대부분의 센서가 움직임을 방해하지 않도록 부착되고, 검사 중 뒤척이거나 눕는 자세를 바꾸는 데도 큰 지장이 없습니다. 오히려 검사 후 "생각보다 금방 잠들었다."고 말하는 분들이 더 많습니다.

2. 어떤 항목들을 측정하나요?

수면다원검사는 '다원'이라는 이름 그대로 다양한 생체 신호를 측정합니다. 그중에서도 가장 핵심적인 항목들은 다음과 같습니다.

1) 뇌파(EEG)

뇌가 얼마나 깨어 있고 얼마나 깊이 잠들었는지를 보여 주는 가장 핵심적인 정보입니다. 뇌파를 통해 수면 단계를 분석할 수 있으며, 이로써 우리가 깊은 잠(NREM 수면)이나 꿈꾸는 잠(REM 수면)을 얼마나 자주, 얼마나 오래 경험하는지를 알 수 있습니다. 특히 수면이 자주 끊기거나 얕은 잠만 반복될 경우, 뇌파를 보면 그 원인을 추적할 수 있습니다.

2) 산소포화도(SpO₂)

수면 중에 혈액 속 산소가 얼마나 잘 유지되고 있는지를 알려 주는 지표입니다. 산소포화도가 자주 떨어진다는 것은 숨 쉬는 데 문제가 있다는 뜻이며, 수면무호흡증 진단의 핵심 지표 중 하나입니다. 손가락에 작은 클립을 끼워 측정하며, 통증이나 불편감은 거의 없습니다.

3) 호흡

입과 코, 가슴의 움직임을 통해 숨을 쉬는 패턴을 분석합니다. 코에 얇은 센서를 부착하고, 가슴과 배에 고무띠 같은 센서를 감아 호흡의 세기와 횟수, 리듬 등을 확인합니다. 숨이 멈추는 무호흡이 얼마나 자주, 얼마나 오래 발생하는지, 또 무호흡이 어느 위치(기도,

코, 입 등)에서 생기는지를 파악할 수 있습니다.

4) 심전도(ECG)

자는 동안 심장의 박동이 어떻게 변화하는지를 측정합니다. 무호흡으로 산소가 떨어지면 심장이 빨라지거나 부정맥이 생기기도 하기 때문에 심전도 측정은 수면의 전반적인 안정성을 판단하는 데 도움이 됩니다.

5) 눈의 움직임(EOG), 근전도(EMG), 체위, 코골이 소리 등

REM 수면 시 눈이 빠르게 움직이는 현상을 포착해 수면 단계 분석에 활용하며, 턱이나 다리의 근전도 측정은 수면 중 움직임이나 주기적 사지 운동 여부를 파악합니다. 코골이 소리는 마이크로 감지되어 무호흡과의 연관성을 분석합니다.

3. 검사 전에 무엇을 준비해야 하나요?

수면다원검사는 특별한 사전 준비가 필요하지는 않지만 정확한 결과를 위해 몇 가지 주의사항을 지키는 것이 좋습니다.

1) 검사 전날 과도한 카페인, 알코올, 수면제 복용은 피해야 합니다. 이들은 수면 패턴에 영향을 주거나 생체 신호를 왜곡할 수 있기 때문입니다.

2) 검사 당일 머리는 감고, 머리카락에 스프레이나 젤을 바르지 않아야 센서 부착이 용이합니다.

3) 집에서 평소 입는 편한 잠옷을 가져오면 좋습니다. 익숙한 잠옷은 심리적으로 편안함을 주고, 자연스러운 수면 유도에 도움이 됩니다. 검사실은 조용하고 어두운 환경이지만, 예민한 분들은 평소 사용하던 베개나 수면 안대 등을 챙기는 것도 좋습니다.

4. 검사 결과는 어떻게 해석하나요?

검사가 끝나면 수면 전문의가 데이터를 분석해 결과 보고서를 작성하게 됩니다. 이 보고서에는 일반적으로 다음과 같은 내용이 포함됩니다.

- 총 수면 시간과 실제로 잠든 시간
- 각 수면 단계(REM, non-REM)의 비율
- 잠이 드는 데 걸린 시간과 깨어 있었던 총 시간
- 무호흡이나 저호흡이 발생한 횟수
- 산소포화도가 떨어진 빈도와 최저 수치
- 수면 중 각성 횟수
- 심장 박동 변화와 이상 유무
- 코골이의 유무와 심각도

이 중에서도 가장 핵심적인 지표는 AHI(Apnea-Hypopnea Index), 즉

시간당 무호흡·저호흡 횟수입니다. AHI가 5 미만이면 정상, 5~15는 경증, 15~30은 중등도, 30 이상이면 중증 수면무호흡증으로 판단됩니다. 이 수치를 바탕으로 치료 방향이 결정되며, 양압기 사용, 구강 장치, 수술, 생활 습관 교정 등의 맞춤형 조치가 이루어집니다.

수면다원검사는 단순히 '잘 자는지 못 자는지'를 묻는 검사가 아닙니다. 우리가 잠든 사이 몸이 얼마나 고통을 받고 있는지를 들여다보는 정밀한 진단 도구입니다. 코골이, 주간 졸림, 수면 중 이상행동, 심한 불면, 주기적인 뒤척임 등이 있다면 단순한 잠버릇으로 넘기지 말고 수면다원검사를 통해 원인을 정확히 파악해 보는 것이 필요합니다. '잠이 보약'이라는 말은 유효하지만, 그 보약이 제대로 효과를 내고 있는지 알고 싶다면 과학의 눈으로 나의 잠을 들여다보는 일부터 시작해 보아야 합니다. 수면다원검사는 그 출발점이 되어 줄 것입니다.

Chapter 7
양압기(CPAP) 치료와 기도확장술

수면무호흡증 치료를 시작하면 가장 먼저 듣게 되는 말이 있습니다.

"양압기부터 써 보시죠."

그런데 이 말을 들은 많은 분들이 이렇게 반응합니다. "그거… 영화에서 보는 중환자들이 쓰는 거 아닌가요? 마스크 끼고 자면 너무 불편할 것 같은데요."

사실 양압기 치료는 생각보다 훨씬 흔하고, 효과도 뛰어난 치료입니다. 이름이 조금 무서워서 그렇지, 실제로는 아주 '똑똑한' 기계입니다. 수면 중에 기도가 막히지 않도록 바람을 불어넣어 주는 역할을 하죠. 공기로 기도를 '벌려 주는' 방식이라, 몸에 칼을 대지 않고도 무호흡을 치료할 수 있습니다. 하지만 수면클리닉을 찾는

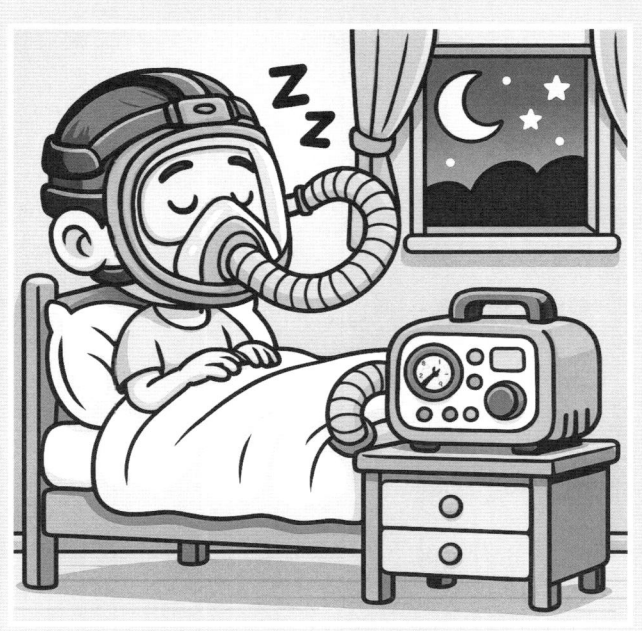

대부분의 환자들은 그 기본적인 개념도 알지 못하고 오는 경우가 많습니다. 이 장에서는 환자분들이 자주 물어보시는 내용을 Q&A 형식으로 정리해 보겠습니다.

1. 양압기 치료란 무엇인가요?

양압기(Positive Airway Pressure, PAP)는 자는 동안 기도에 공기를 밀어 넣어 막히지 않도록 도와주는 기계입니다. 그중에서도 가장 많이 쓰이는 것은 지속적 양압기(CPAP)로, 마스크를 통해 일정한 압력의 공기를 코나 입으로 보내 기도가 좁아지거나 닫히는 것을 막아 줍니다. 쉽게 말해, '내 몸이 잠든 사이에도 기도를 지켜 주는 바람 요정' 같은 존재입니다. 양압기를 착용하면 코골이도 줄고, 숨 멈춤도 사라지며, 아침이 한결 상쾌해집니다. 그뿐 아니라, 심장이나 뇌혈관 질환 위험도 낮춰 주는 든든한 건강 지킴이입니다.

2. 양압기는 어떻게 사용하나요?

양압기를 사용하려면 먼저 수면다원검사를 통해 무호흡 진단을 받아야 합니다. 이후 전문가의 안내에 따라 집에서 매일 밤 사용하게 됩니다. 사용법은 간단합니다.

첫째, 마스크를 얼굴에 착용합니다. 기본 코와 입을 덮는 마스크 외에도 코만 덮는 작은 마스크, 코와 입 그리고 얼굴을 다 덮는 마스크 등 다양한 종류가 있습니다.

둘째, 기계를 켜면 공기가 나옵니다. 최근에는 마스크를 착용하면 자동으로 켜지고 마스크를 벗으면 자동으로 꺼지는 기능을 선택 할 수 있어서 더 편해요. 사용 압력도 최근 제품은 압력 검사 후 최적 압력을 확인한 후 압력 변동 범위를 정해 주면 상황에 맞게 자동으로 조절되기도 합니다.

셋째, 그 상태로 잠을 잡니다.

쉽게 말하면 '쓰고, 키고, 자면 끝!' 입니다. 정말 간단하지요?

대부분 처음에는 다소 어색하게 느끼지만, 익숙해지면 생각보다 크게 불편하지 않습니다. 물론 일부 환자들은 양압기에 적응하지 못하는 경우도 간혹 있습니다. 그래서 저는 양압기 착용 전, 코와 목 부위의 내시경 및 영상 자료와 수면검사 결과지를 함께 분석합니다. 그 결과에 따라 공기가 코 안을 지나 목젖과 혀 뒤쪽까지 원활하게 전달되도록 도와주는 간단한 수술을 시행하기도 합니다. 또한, 목젖 뒤쪽 공간을 넓혀 주는 수술도 함께 진행할 수 있는데, 실제로 이러한 절차를 거친 환자분들은 양압기 적응도가 훨씬 높게 나타났습니다. 결국 중요한 것은 양압기를 꾸준히, 잘 사용하는 것입니다. 그것만으로도 수면무호흡증 치료에 매우 큰 효과를 기대할 수 있습니다.

3. 양압기의 장점과 단점은요?

 양압기의 가장 큰 장점은 비수술적이라는 점입니다. 몸에 칼을 대지 않아도 바로 치료를 시작할 수 있고, 효과도 즉각적으로 나타납니다. 어떤 분은 양압기를 쓴 첫날 밤부터 코골이가 줄고 숙면을 취했다고 말합니다. 하지만 단점도 있습니다. 마스크 착용이 불편하다는 분들이 많습니다. 숨 쉬기가 답답하다고 느끼기도 하고, 자는 동안 벗어 버리는 경우도 있지요. 또, 기계 소음에 민감한 분이라면 잠이 오히려 방해받을 수 있습니다. 공기가 계속 들어오다 보면 코나 입이 건조해지기도 합니다. 무엇보다 "내가 이런 걸 쓰고 자야 해?"라는 심리적인 저항감도 무시할 수 없습니다.

4. 양압기를 잘 쓰기 위한 꿀팁이 있을까요?

 네, 물론입니다. 양압기와 친해지는 데는 몇 가지 작은 요령이 필요합니다.

 첫째, 나에게 꼭 맞는 마스크를 찾는 것이 중요합니다. 얼굴에 딱 맞고, 공기가 새지 않는 마스크를 선택해야 편안하게 사용할 수 있습니다.

 둘째, 건조함이 느껴진다면 양압기 물통에 물을 넣고 가습기를 연결해 보세요. 대부분의 양압기는 가습기 기능이 내장되어 있습니다.

 셋째, 낮에 연습해 보는 것도 좋은 방법입니다. TV를 볼 때나 책을 읽을 때 마스크를 착용하고 적응하는 연습을 해 보세요.

넷째, 청결을 유지하세요. 마스크와 호스는 주기적으로 세척해 줘야 세균 번식을 막을 수 있습니다. 이런 작은 노력들이 치료 성공의 열쇠가 됩니다.

5. 양압기가 정말 안 맞는 사람도 있나요?

네, 그런 분들도 있습니다. 아무리 노력해도 마스크가 불편해서 도저히 못 자는 사람, 심리적으로 너무 스트레스를 받는 사람들도 있지요. 이런 경우에는 양압기 외에 다른 방법도 고려할 수 있습니다. 바로 기도 확장 수술입니다.

6. 수면무호흡증 수술은 어떤 게 있나요?

기도 확장 수술은 말 그대로 좁은 기도를 넓혀 주는 수술입니다. 그중 가장 유명한 것이 바로 UPPP 수술입니다. '구개수구개인두성형술'이라는 긴 이름을 가지고 있지만, 간단히 말하면 목젖과 그 주변 살을 잘라 내서 기도를 넓혀 주는 수술입니다. 이 수술은 코골이가 심하거나, 양압기 사용이 어려운 사람들에게 자주 시행됩니다. 수술 후에는 통증이 있을 수 있지만, 기도 공간이 넓어지면서 코골이와 무호흡이 함께 줄어드는 경우가 많습니다. 그 외에도 혀뿌리가 크고 기도를 막는 경우에는 설근 감소술, 아래턱이 작아

기도가 눌리는 경우에는 턱뼈 전진 수술, 목 아래쪽 구조가 문제인 경우에는 설골 전진 고정술이 시행되기도 합니다. 최근에는 기도 확장 수술을 한 뒤, 양압기를 다시 시도하는 하이브리드 치료법도 많아졌습니다. 기도 구조가 조금만 넓어져도 양압기 압력을 낮출 수 있어서 훨씬 편하게 사용할 수 있기 때문입니다.

7. 나에게 맞는 치료법은 무엇인가요?

 모든 사람이 양압기에 잘 적응하는 것은 아닙니다. 반대로 수술이 꼭 필요한 사람도 있고, 양압기만으로 충분한 사람도 있습니다. 가장 중요한 건 치료를 포기하지 않는 것입니다. 수면무호흡증을 방치하면 심장질환, 뇌졸중, 당뇨, 심지어 치매까지 이어질 수 있습니다. 숙면은 단순한 피로 해소를 넘어, 건강한 삶을 위한 기초입니다. 의사 선생님과 충분한 상담을 통해 나에게 꼭 맞는 방법을 찾는 것이 가장 현명한 선택입니다. 양압기든 수술이든, 결국은 더 오래, 더 건강하게 살기 위한 하나의 길입니다.

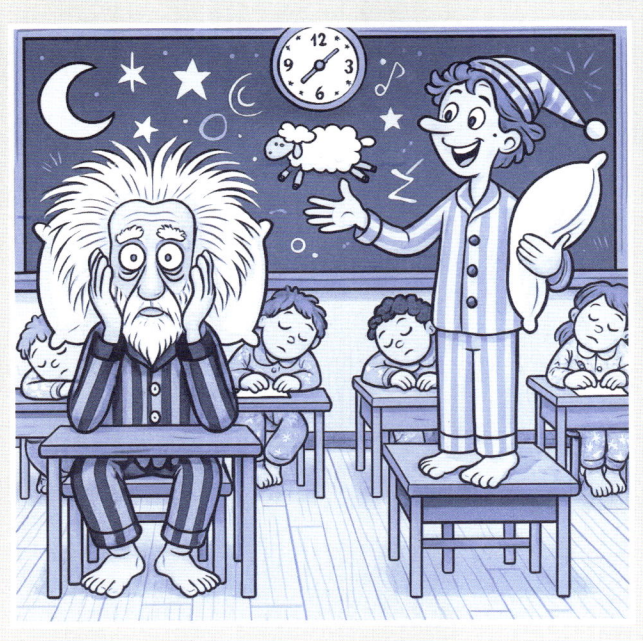

Chapter 8
일상생활에서 실천하는 수면 관리

수면은 단순히 피로를 푸는 시간이 아닙니다. 뇌와 몸을 재정비하는 회복의 시간이자, 건강을 유지하는 중요한 생리적 과정입니다. 하지만 불면증, 수면무호흡증 같은 수면 장애가 아니더라도 많은 사람들이 "잠을 자도 개운하지 않다."고 호소합니다. 그 이유는 단순합니다. 우리는 '잠자는 법'을 배우지 않았기 때문입니다. 좋은 수면은 특별한 약이나 기계가 아니라 일상의 작은 습관들에서 시작됩니다. 지금부터 일상에서 실천할 수 있는 수면 관리 팁들을 함께 살펴보겠습니다.

1. 침실은 '잠을 위한 공간'이어야 합니다
하루 중 가장 오랜 시간을 보내는 공간이지만 우리는 침실을 너무 무심하게 다루는 경우가 많습니다. 침실은 '쉬는 공간'이자 '자는 공간'이어야 합니다. 그러나 현실은 어떨까요? 침대에 누워 스마트폰을 보거나 TV를 켜 두고 잠드는 경우가 많습니다. 좋은 수면을 위한 침실 만들기의 첫걸음은 자극을 줄이는 것입니다. 침실에서 해야 할 일은 오직 두 가지, 수면과 성생활뿐이라는 말을 기억해야 합니다. 물론 이 말은 성인에게만 해당하는 말입니다.

2. 침실의 4대 조건: 조명, 소음, 온도, 습도

• 조명

잠을 유도하는 멜라토닌은 어둠 속에서 잘 분비됩니다. 형광등처럼 밝고 푸른빛이 도는 조명은 뇌를 각성시킵니다. 따라서 저녁 시간에는 따뜻한 색감의 조명을 사용하고, 침실은 최대한 어둡게 유지하는 것이 좋습니다.

Tip: 간접 조명, 취침등, 암막 커튼 등을 활용해 보세요.

• 소음

외부 소음은 깊은 잠을 방해합니다. 도시라면 특히 자동차 소리, 이웃의 생활 소음이 문제가 될 수 있습니다. 백색소음기, 귀마개, 또는 잔잔한 자연의 소리 앱을 활용하는 것도 방법입니다.

• 온도

수면에 가장 적합한 실내 온도는 보통 18~22도 사이입니다. 너무 덥거나 추우면 몸이 자주 깨게 되고 깊은 수면 단계로 들어가기 어렵습니다.

• 습도

적정 습도는 40~60%입니다. 건조한 겨울에는 가습기를, 여름철에는 제습기를 사용하는 것도 도움이 됩니다.

3. 코골이를 줄이는 생활 습관

코골이는 단지 시끄러운 잠버릇이 아닙니다. 수면무호흡증의 전조일 수도 있고, 숙면을 방해하는 요인이 되기도 합니다. 심한 코골이를 완전히 없애려면 치료가 필요하지만, 일상적인 노력만으로도 어느 정도 개선이 가능합니다.

• 규칙적인 운동

적당한 유산소 운동은 체중을 줄이는 데도 도움이 되고, 기도 주변 근육을 튼튼하게 만들어 코골이를 줄이는 효과가 있습니다. 단, 잠들기 직전 격한 운동은 피하세요. 오히려 몸이 각성 상태에 놓여 잠들기 어려워지기 때문입니다.

• 체중 관리

체중이 늘면 기도 주변의 지방도 함께 증가합니다. 특히 목 주변 살이 늘어나면 기도가 쉽게 좁아져 코골이와 무호흡이 심해질 수 있습니다. 체중 감량만으로도 코골이의 심각도가 줄어드는 경우가 많습니다.

• 수면 자세 교정

등을 대고 자면 혀가 목 뒤로 떨어져 기도를 막기 쉬워집니다. 옆으로 누워 자는 습관을 들이면 코골이가 줄어드는 경우가 많습니다. 베개 높이도 중요합니다. 너무 높거나 낮으면 목이 꺾이거나 기도가 압박될 수 있으므로 자신에게 맞는 베개를 찾는 것이 중요합니다.

4. 잠을 방해하는 것들: 식습관, 카페인, 알코올

• 늦은 저녁식사는 피하세요

자기 직전에 음식을 먹으면 위가 소화를 하느라 바쁘기 때문에 몸이 쉬지 못합니다. 특히 기름진 음식이나 과식은 위산 역류를 유발해 잠을 자다가 깰 수도 있습니다. 가급적이면 취침 3시간 전까지 식사를 마치는 것이 이상적입니다.

• 카페인은 오후 2시 이후 피하는 것이 좋습니다

커피뿐 아니라 초콜릿, 홍차, 에너지 음료에도 카페인이 들어 있습니다. 카페인은 반감기가 길기 때문에 오후 늦게 섭취해도 밤잠에 영향을 미칠 수 있습니다.

- **알코올은 오히려 수면을 방해합니다**

"술 마시면 잠이 잘 오던데요?"라고 말하는 분들이 있습니다. 실제로 술은 잠드는 시간을 줄여 주긴 하지만, 깊은 잠을 방해하고 자주 깨게 만듭니다. 또 이완된 근육이 기도를 더 좁혀서 코골이나 무호흡을 유발할 수도 있습니다.

5. 수면 위생(Sleep hygiene)의 10가지 원칙

좋은 잠을 자기 위한 생활 규칙을 수면 위생(Sleep hygiene)이라고 부릅니다. 다음 10가지는 수면 전문가들이 공통적으로 권하는 기본 원칙입니다.

1) 매일 같은 시간에 자고 일어나기

   주말과 평일을 크게 다르게 하면 생체리듬이 망가집니다.

2) 낮잠은 짧게, 20~30분 이내로

   너무 길면 밤잠을 방해할 수 있습니다.

3) 자기 전 스마트폰, TV 사용 줄이기

   블루라이트는 뇌를 각성시켜 멜라토닌 분비를 방해합니다.

4) 잠이 안 올 땐 억지로 눕지 말기

   20~30분 이상 누워 있어도 잠이 안 오면 조용한 장소에서 책을 읽거나 명상 등으로 긴장을 푸세요.

5) 카페인, 니코틴, 술은 피하기

   위에서 설명한 대로 이들은 모두 수면의 질을 떨어뜨립니다.

6) 매일 규칙적인 운동하기

　단, 취침 2시간 전에는 격한 운동은 피해야 합니다.

7) 편안한 침실 환경 만들기

　조용하고 어두운 환경, 적정한 온도와 습도를 유지하세요.

8) 침대를 수면 이외의 용도로 사용하지 않기

　침대는 '자는 곳'으로 인식하도록 해야 잠이 빨리 듭니다.

9) 취침 루틴 만들기

　매일 자기 전 같은 행동을 반복하면 뇌가 '이제 잘 시간이야'라고 인식하게 됩니다. (예: 세수 → 책 읽기 → 침대에 눕기)

10) 수면에 대한 불안 내려놓기

　"오늘도 잠을 못 자면 어떡하지?"라는 생각이 오히려 수면을 방해합니다. '잠 못 자도 괜찮다.'는 여유로운 태도가 더 큰 도움이 됩니다.

자, 이제 마무리하겠습니다.

좋은 수면은 복잡하거나 거창한 게 아닙니다. 방 조명을 조금 낮추고, 침대에서는 스마트폰을 멀리하고, 자기 전 과식을 피하는 것. 이런 작은 습관들이 모이면 놀라운 변화가 생깁니다. 수면은 누군가 와서 대신 고쳐 주는 게 아니라 스스로 다듬고 관리해야 하는 삶의 기본입니다. 오늘 밤부터 작은 변화 하나씩 시작해 보세요. 그 변화가 더 건강한 삶, 더 활기찬 아침으로 이어질 것입니다.

Chapter 9

기상·취침 습관: 몸에 맞는 리듬 찾기

아침 6시에 눈을 번쩍 뜨는 사람이 있는가 하면, 오전 10시가 넘어도 겨우 일어나는 사람도 있습니다. "아침형 인간이 돼야 성공한다."는 말은 여전히 회자되지만, 모두에게 아침형이 어울리는 것은 아닙니다. 어떤 사람은 해가 뜨기 전부터 활발하고, 어떤 사람은 밤이 깊어야 집중이 잘됩니다. 그렇다면 나는 어떤 리듬에 맞는 사람일까요? 그리고 그 리듬은 바꿀 수 있는 것일까요?

우리는 흔히 '아침형 인간'과 '저녁형 인간'을 구분해 이야기합니다. 누군가는 새벽부터 운동을 마치고 하루를 시작하지만, 또 누군가는 밤 11시가 되어서야 머리가 맑아지고 아이디어가 떠오릅니다. 이러한 차이는 게으름이나 의지 부족 때문이 아니라 뇌 안의 생체 시계(일주기 리듬) 때문일 가능성이 큽니다. 재미있는 몇 가지 예

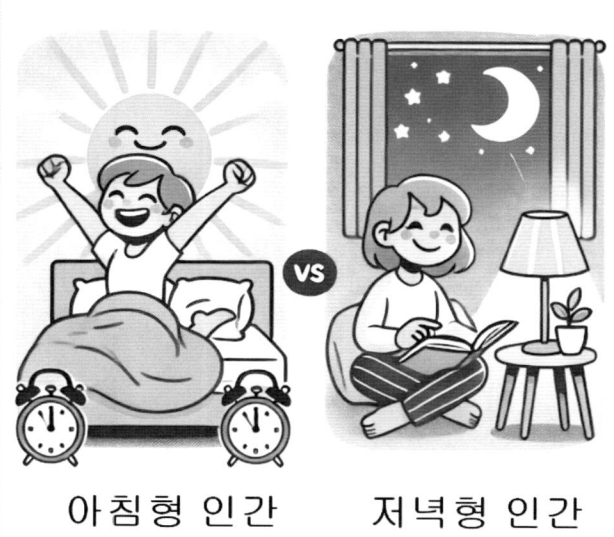

를 소개합니다.

　대학원생 A는 밤 2시에 논문이 가장 잘 써졌습니다. 낮에는 멍하고, 아침 수업은 늘 졸다 끝났습니다. 교수는 "좀 더 부지런해야 한다."고 했지만, 아무리 노력해도 A는 아침형 인간이 될 수 없었습니다. 결국 그는 밤늦게까지 실험하고, 오전에 천천히 하루를 시작하는 연구 스타일로 스스로의 리듬을 조정했고, 오히려 그 방식이 성과로 이어졌습니다. 자신의 리듬을 이해하고 받아들인 결과였습니다.

　그리고 친한 친구에게 들은 하나의 흥미로운 사례가 있습니다. 제 친구가 근무하는 병원의 원장님 부부 이야기입니다. 칠순을 넘기신 원장님은 평생을 '저녁형 인간'으로 살아오셨습니다. 밤 11시가 되면 집중력이 올라오고, 새벽까지 독서나 글쓰기를 하는 일이 자연스러웠습니다. 그런데 결혼은 뜻밖에도 아침형 부인과 하셨습니다. 그것도 그냥 아침형이 아니라 새벽 5시에 눈 뜨고 9시면 조용히 잠자리에 드는 '초아침형' 부인이셨습니다. 결혼 초반에는 "속았다!"라는 생각에 많이 힘드셨다고 합니다.

　"나는 이제 머리가 맑아지는데, 아내는 자자고 하니 마음이 안 맞더라고요."

　그런데 점점 시간이 지나며 서로의 리듬을 인정하게 되었고, 부인은 이른 아침의 조용한 시간에 자기만의 리듬을 찾았습니다. 원장님은 밤 시간의 고요함 속에서 자신만의 시간을 이어 가셨습니다.

두 분은 비록 같은 시간에 자고 일어나진 않아도 서로의 시간을 존중하는 법을 배워 갔다고 하셨습니다.

"어떻게 맞추느냐 보다, 어떻게 이해하느냐가 더 중요하더라고요. 나답게 살면서도 상대를 존중하는 게 결국 편해요."

이 말씀을 들으면서 저는 생각했습니다. 좋은 관계란 '같은 시간에 자고 일어나는 것'이 아니라, 다른 사람의 리듬을 존중할 줄 아는 마음에서 시작된다는 점을요.

우리는 모두 뇌 안에 있는 생체 시계, 즉 일주기 리듬의 영향을 받으며 살아가고 있습니다. 이 시계는 햇빛, 식사 시간, 활동량, 수면 시간 등에 따라 조절되며, 사람마다 기본값이 조금씩 다를 수 있습니다. 예를 들어 어떤 사람은 24시간보다 약간 짧은 리듬을 가지고 있어 쉽게 아침형이 되고, 어떤 사람은 리듬이 24시간보다 살짝 길어서 늦게 자고 늦게 일어나는 것이 자연스럽습니다.

그렇다면 이 리듬은 바꿀 수 있을까요? 정답은 '완전히는 아니지만, 일정 정도 조절은 가능하다.'입니다. 여행을 갔을 때 시차 적응을 해 본 경험이 있으실 것입니다. 밤늦게까지 깨어 있고 싶은 사람도 낮에 햇볕을 쬐고, 정해진 시간에 식사하고, 활동을 반복하면 어느 순간 새로운 리듬에 적응하게 됩니다. 생체 시계는 생각보다 유연합니다. 다만 천천히, 규칙적으로 움직입니다. 리듬을 조절하는

데 가장 중요한 요소는 빛입니다. 햇빛을 눈에 받으면 뇌는 "지금은 낮이구나." 하고 인식하고, 멜라토닌 분비를 줄이면서 몸을 깨어나게 만듭니다. 반대로 밤에 스마트폰이나 TV에서 나오는 블루라이트를 오래 보면 뇌는 착각하게 됩니다. "아직 낮이네? 아직 자면 안 되겠군." 결과적으로 늦게 자고 아침에 일어나기 힘들어지는 악순환이 반복됩니다. 아침에 일찍 일어나고 싶다면 무엇보다 아침 햇빛을 15분 이상 쬐는 것이 중요합니다. 커튼을 열고 창가에서 커피를 마시거나, 가벼운 산책을 하는 것만으로도 생체 시계는 리셋됩니다. 반대로 밤에는 최대한 조명을 어둡게 하고, 스마트폰 사용을 줄이는 것이 도움이 됩니다. 이 단순한 루틴이 며칠, 몇 주 반복되면 리듬이 서서히 앞당겨지는 것을 느낄 수 있습니다. 하지만 현실은 언제나 이론처럼 흘러가지 않습니다. 특히 교대근무자나 야간 근무자는 생체리듬이 가장 흔들리기 쉬운 환경에 놓여 있습니다. 간호사, 소방관, 경찰, 항공승무원, 콜센터 직원, IT 개발자 등 많은 직업군에서 밤에 일하고 낮에 자야 하는 경우가 많습니다. 하지만 햇빛이 들어오고, 이웃들이 활동하는 낮에는 깊은 수면을 취하기 어렵습니다. 저의 친한 친구 병원에서 야간 근무를 하는 K 간호사가 저에게 찾아와 다음과 같은 고민을 상담했습니다.

"출근 전에는 졸리고, 퇴근해서는 잠이 오지 않아요. 근무를 마치고 침대에 누우면 몸은 피곤한데 머리는 깨어 있습니다."

제가 그녀에게 권한 아주 간단한 처방은 퇴근길에 선글라스를 착용하고 집에 오자마자 암막 커튼을 친 방에서 바로 자는 것이었습니다. 그녀는 처음엔 어색했지만, 두세 주 반복하자 퇴근 후 수면의 질이 눈에 띄게 나아졌다고 말했습니다. 이와 같이 수면은 아주 작은 팁에도 놀라운 효과를 보이는 경우가 많습니다. 최근에는 잠이 안 오게 하는 청색 파장 빛을 눈 주위에 비춰 주는 안경 등도 출시되어 기면증으로 인한 교통사고 예방과 일반적인 수면 시간 조절에 도움을 주기도 합니다.

야간 근무 후 수면을 잘 유지하려면 몇 가지 원칙이 있습니다.
첫째, 집에 돌아가는 길에 빛을 차단해야 합니다.
둘째, 집에 도착하자마자 잠자리에 드는 것이 중요합니다. '조금 쉬다 자야지.' 하고 시간을 보내면 더 잠이 오지 않습니다.
셋째, 자극 없는 환경을 만들어야 합니다. 방은 어둡고 조용해야 하며, 휴대폰은 무음 또는 비행기 모드로 두는 것이 좋습니다.
넷째, 주변 사람들의 협조도 필요합니다. 가족들에게 낮잠 시간에는 TV를 켜지 않도록 미리 알려 두는 것이 좋습니다.
또 하나 중요한 점은 주간 교대와 야간 교대가 반복되는 경우, 주말에는 리듬을 억지로 다시 되돌리기보다는 가능한 한 야간 리듬을 유지하는 방향이 더 낫다는 점입니다. 리듬이 들쭉날쭉하면 오히려 수면의 질이 더 떨어지고, 일상생활에도 영향을 줍니다. 리듬을 바꾸는 데 조급함은 금물입니다. 생체 시계는 하루에 1시간 정도만 움직일 수 있으므로, 갑작스러운 전환보다는 작은 습관을 하나씩 바꾸는 방식이 가장 효과적입니다. 취침 시간, 기상 시간, 식사 시간, 운동 시간 등을 일정하게 유지하려고 노력하면 뇌는 '이 시간에는 자고, 이 시간에는 깨어 있어야 한다.'는 신호를 스스로 만들어 냅니다. 그렇게 나에게 맞는 '나만의 리듬'이 형성됩니다.

  우리는 모두 각자의 환경과 신체적 특성 속에서 다른 리듬을 가지고 살아갑니다. 누군가는 아침형이 더 잘 맞고, 누군가는 저녁형이 더 어울릴 수 있습니다. 어느 쪽이 옳고 그르다고 말할 수는 없습니다. 중요한 것은 내 몸이 언제 가장 안정적이고, 집중력이 높으며, 편안한지를 파악하는 것입니다. 스스로의 리듬을 이해하게 되면, 수면뿐 아니라 일 전체의 흐름도 달라집니다. 아침형이든 저녁형이든, 내 몸이 좋아하는 시간을 존중하고 거기에 맞춰 하루를 설계해 보는 것이 좋습니다. 그러면 어느새 몸도 마음도 훨씬 가벼워지는 것을 느낄 수 있습니다.

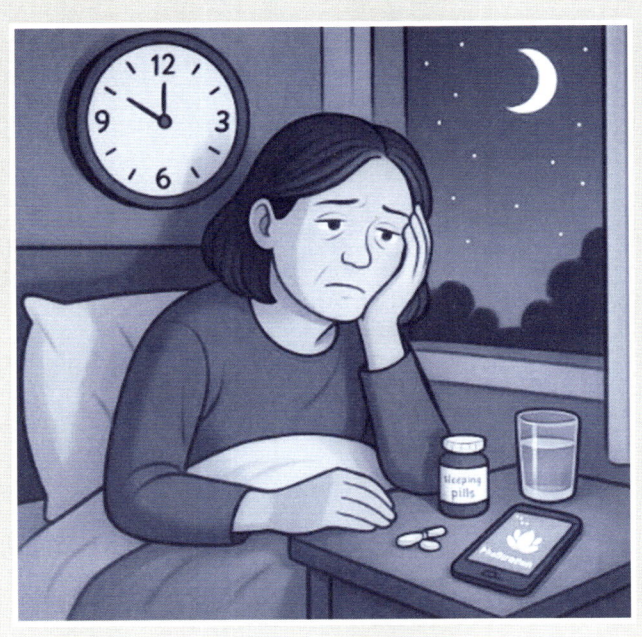

Chapter 10

약물 치료 · 보조요법 · 대체요법

잠이 오지 않는 밤은 유난히 길게 느껴집니다. 뒤척이다가 시계를 보면 벌써 새벽 2시, 다시 눈을 감지만 잠은 오지 않습니다. '오늘도 못 자면 내일 어떻게 일하지?' 그 불안감이 다시 머리를 깨웁니다. 이럴 때 사람들은 한 번쯤 생각합니다. '수면제를 먹으면 되지 않을까?' 혹은 지인에게 들은 건강기능식품이나 명상 앱을 찾아보기도 합니다. 수면 문제를 해결하기 위한 방법은 다양합니다. 약물치료부터 명상, 인지행동치료, 보조기기, 식이요법까지. 어떤 방법이 가장 좋은지는 사람마다 다르지만, 중요한 것은 나에게 맞는 방법을 알고, 올바르게 활용하는 것입니다. 이번 장에서는 약물치료의 현실과 주의점, 보조요법과 대체요법의 장단점을 하나나 살펴보겠습니다.

1. 수면제, 꼭 필요할까?

수면제를 사용하는 사람들은 생각보다 많습니다. 잠이 오지 않는 밤이 반복되면, 병원에서 수면제를 처방받거나 약국에서 구입 가능한 수면유도제를 찾게 됩니다. 실제로 수면제는 단기간 효과적으로 사용할 수 있는 중요한 치료 도구입니다. 하지만 문제는 그 사용이 너무 무분별하게 이루어진다는 점입니다. 처음에는 "며칠만 먹고 말아야지." 하다가 어느새 매일 약을 먹지 않으면 잠들기 어려워집니다. 그러다 보면 점점 약의 용량이 늘어나고, 의존도 생기며, 약 없이 잠드는 능력이 더 약해지게 됩니다.

수면제는 크게 두 가지로 나눌 수 있습니다.

1) 처방 수면제

병원에서 의사의 진단을 통해 처방 받는 약입니다. 대표적으로는 벤조디아제핀 계열(졸피뎀, 트리아졸람 등), 비벤조계열 약물, 항히스타민계 약물 등이 있습니다. 이들은 작용시간, 효과의 빠르기, 다음 날 잔여감 등에 차이가 있으므로 전문의의 판단에 따라 맞춤 선택이 필요합니다.

2) 일반 의약품 수면 보조제

약국에서 처방 없이 구매 가능한 제품입니다. 항히스타민 성분이 들어 있는 경우가 많고, 졸음 유도 효과는 있지만 수면의 질은 떨어질 수 있습니다. 또한 장기복용 시 주간 졸림이나 인지 저하 등이 생길 수 있으므로 장기간 사용은 권장되지 않습니다.

2. 그렇다면 수면제는 절대 먹지 말아야 할까요?

그렇지는 않습니다. 단기적인 불면이나 특별한 상황(장례, 시험, 장거리 비행 등)에서는 수면제가 도움이 될 수 있습니다. 하지만 그 사용은 한시적이어야 하며, 신중하게, 전문가의 조언에 따라 사용해야 합니다. 수면제를 오래 복용하는 것보다는, 근본적인 불면의 원인을 파악하고 수면 습관을 교정하는 것이 장기적으로 훨씬 효과적입니다.

3. 인지행동치료(CBT-I), 약 없이 잠을 되찾는 법

최근 가장 효과적인 불면 치료로 꼽히는 것이 CBT-I(인지행동치료, Cognitive Behavioral Therapy for Insomnia)입니다. CBT-I는 단순한 심리 상담이 아니라 잘못된 수면 습관과 생각을 고치는 실용적인 훈련 프로그램입니다.

불면증 환자들은 종종 이런 생각을 합니다.
'오늘도 잠 못 자면 내일 큰일 나.'
'나는 원래 잠을 못 자는 체질이야.'
'이제 잠이라는 건 나랑 안 맞는 것 같아.'

이런 생각들은 불안을 키우고 오히려 수면을 더 방해합니다. CBT-I에서는 다음과 같은 접근을 합니다. 수면 일기를 작성하고, 수면 패턴을 분석합니다. 침대에 누워 잠드는 연습을 하고, 일정 시간 이상 잠이 안 오면 침대에서 일어나는 연습을 합니다. '잠 못 자도 괜찮다.'는 생각을 훈련합니다. 자극 통제, 수면 제한, 인지 재구성 등을 체계적으로 적용합니다. 실제로 CBT-I는 약물보다 장기적인 효과가 뛰어난 방법입니다. 특히 만성 불면증에 효과적이며, 부작용이 없고, 재발률도 낮습니다. 요즘은 앱이나 온라인 프로그램으로도 CBT-I를 체험할 수 있어 접근성이 더 좋아지고 있습니다.

4. 명상, 이완요법… 마음이 편해야 잠도 온다

잠은 몸이 자는 것이기도 하지만, 사실은 마음이 자는 일이기도 합니다. 몸은 피곤한데 마음이 깨어 있으면 잠이 쉽게 오지 않습니다. 그럴 때 도움이 되는 것이 바로 명상, 호흡, 근육 이완법 같은 이완 요법입니다.

1) 명상

가장 대표적인 것이 마음 챙김 명상(Mindfulness meditation)입니다. 숨을 들이쉬고, 내쉬며, 지금 이 순간의 감각에 집중하는 단순한 명상입니다. 이 명상은 스트레스를 줄이고 뇌파를 안정시키며, 불안한 마음을 가라앉혀 수면에 도움을 줍니다.

2) 점진적 근육 이완법(PMR)

발끝부터 머리까지 근육을 하나하나 긴장했다가 푸는 방식입니다.

예: 오른발에 힘을 주고 5초간 유지, 천천히 힘을 빼기 → 왼발 → 종아리 → 허벅지… 이런 식으로 진행합니다. 몸이 이완되면 자연스럽게 마음도 가라앉습니다.

3) 심호흡

4초 동안 숨을 들이마시고, 4초간 멈췄다가, 6초간 내쉬는 식의 복식호흡은 자율신경계의 균형을 잡고 심박수를 안정시켜 수면을 유도합니다.

이런 이완요법은 '습관화'가 중요합니다. 매일 같은 시간에 명상을 하거나, 자기 전에 짧게 이완훈련을 하는 루틴이 수면 습관을 안정시키는 데 큰 도움이 됩니다.

5. 마우스피스, 수면용 밴드, 건강기능식품… 도움 될까?

수면 관련 시장이 커지면서 다양한 보조기구와 건강기능식품이 쏟아지고 있습니다. 소위 '잘 자게 해 준다.'는 제품들인데 그중 실제로 도움이 되는 것들도 있습니다.

1) 마우스피스(구강내 보철물)

수면 중 혀와 턱이 뒤로 떨어지면서 기도가 막히는 것을 방지해주는 구강 장치입니다. 수면무호흡이나 심한 코골이 환자에게 효과적이며, 양압기 사용이 어렵거나 불편한 사람에게 대안이 됩니다. 단, 치과 전문의 맞춤 제작이 필요하며, 턱관절 통증 같은 부작용이 있을 수 있습니다.

2) 수면용 밴드나 패치

코 옆이나 턱에 붙여 기도 흐름을 개선하는 제품들이 있으나 대부분 효과는 제한적입니다. 심리적 안정감에는 도움이 될 수 있지만, 과학적으로 입증된 효과는 부족한 편입니다.

3) 멜라토닌 보충제

수면 호르몬인 멜라토닌을 외부에서 섭취하는 형태입니다. 시차적응, 교대근무, 경증 불면에 도움이 될 수 있으며, 비교적 부작용도 적은 편입니다. 하지만 나이가 55세 이상이어야 하고, 고용량을 장기 복용할 경우 뇌의 자체 분비 기능에 영향을 줄 수 있으므로 의료진과 상담한 후 사용하는 것이 안전합니다.

4) 건강기능식품

감태 추출물, 테아닌, 마그네슘, 트립토판 등 다양한 성분들이 수면 보조용으로 출시되고 있습니다. 이들 대부분은 '수면을 돕는' 수준이지, 치료 효과를 기대하기는 어렵습니다. 따라서 건강기능식품은 보조적 수단으로 접근하는 것이 바람직합니다.

나에게 맞는 조합을 찾는 것이 핵심입니다.

수면은 하나의 문제에 하나의 정답이 있는 분야가 아닙니다. 약물로 도움이 되는 사람도 있고, 명상이나 CBT-I로 잠을 되찾는 사람도 있습니다. 보조기구가 효과적인 경우도 있고, 멜라토닌 하나로 충분한 경우도 있습니다. 오랫동안 수면과 관련된 문제를 보아온 필자로서는 수면이라는 것은 인간이 가지고 있는 전반적인 문제점을 파악하고, 이를 해소할 수 있도록 돕는 보조적인 역할을 하는 것에 불과하다는 생각이 들 때가 많습니다. 결국 중요한 것은 환자 본인의 신체 상태, 수면 문제의 원인, 생활환경을 잘 파악하고 지속 가능한 방법을 찾도록 하는 것입니다.

결론적으로 가장 이상적인 것은, 단기적으로는 약물이나 보조 수단의 도움을 받되 장기적으로는 인지행동치료와 수면 습관 개선으로 자연스럽게 잠을 되찾는 방향입니다. 잠은 억지로 오는 것이 아닙니다. 내 몸과 마음이 잠들 준비를 할 수 있도록 도와주는 것, 그것이 진짜 수면 치료입니다.

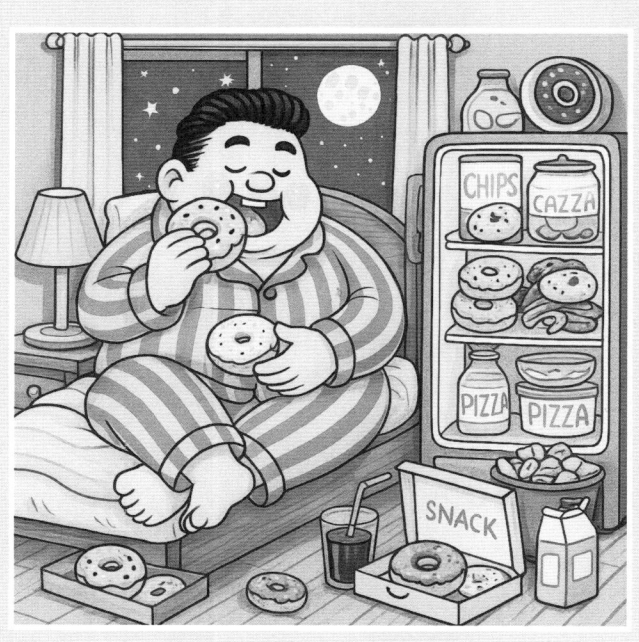

Chapter 11

수면 장애와 동반질환: 비만, 당뇨, 우울증

"잠 좀 잘 자고 싶다."

이 말은 단순한 바람처럼 들리지만, 사실 그 안에는 복잡한 건강 문제가 숨어 있는 경우가 많습니다. 수면은 고장 난 부품을 갈아 끼우듯 한번 고치면 끝나는 문제가 아닙니다. 잠이 오지 않는 이유, 자주 깨는 이유, 아침에 개운하지 않은 이유는 정말 다양합니다. 그리고 그 이유 중에는 우리가 흔히 알고 있는 비만, 당뇨, 고혈압, 우울증 같은 만성질환들이 깊이 얽혀 있습니다.

많은 사람들이 "잠이 문제인지, 몸이 문제인지 모르겠다."고 말합니다. 사실은 그 둘이 맞물려서 서로 영향을 주고받고 있기 때문입니다. 잠이 부족하면 혈압이 오르고, 혈당이 흔들리며, 면역력이 떨어집니다. 몸이 아프면 밤잠이 줄고, 통증이나 불편함 때문에 자주 깨게 됩니다. 결국 수면과 건강은 서로의 거울처럼 반사되어 움직입니다.

 예를 들어, 수면무호흡증이 있는 사람은 고혈압, 심장병, 당뇨병의 위험이 훨씬 높아진다는 연구들이 많이 있습니다. 수면 중 숨이 반복적으로 막히면 산소포화도가 떨어지고, 교감신경이 과도하게 활성화되어 혈압이 오릅니다. 혈압이 계속 높아지면 심장은 쉬지 못하고, 그 결과 심방세동, 심부전 같은 질환으로 이어질 수 있습니다. 또한 수면 부족은 인슐린 저항성을 증가시켜 당뇨병을 악화시키는 방향으로 작용합니다. 야식이 당기고 단 음식이 자꾸 생각나는 것도, 깊은 수면이 부족하면 식욕 조절 호르몬의 균형이 무너지기 때문입니다.

 비만과 수면의 관계도 매우 밀접합니다. 수면 시간이 짧으면 렙틴(식욕 억제 호르몬)은 줄고, 그렐린(식욕 촉진 호르몬)은 증가합니다. 즉, 잠을 못 자면 더 배가 고파지고, 자꾸 무언가를 먹게 되는 것입니다. 뿐만 아니라 비만은 수면무호흡증을 유발하거나 악화시키는 주요 원인이 되기도 합니다. 목 주변의 지방 조직이 기도를 압박하면서 숨길이 좁아지고, 이는 다시 수면의 질을 떨어뜨리는 악순환을 만듭니다.

 한편 수면과 정신건강의 관계는 말할 것도 없이 깊습니다. 우울증과 불안장애 환자들은 흔히 수면 문제를 동반합니다. 잠이 안 오거나, 자주 깨거나, 너무 일찍 깨어 버리는 식입니다. 특히 우울증에서는 새벽에 눈을 뜨고 다시 잠들지 못하는 경우가 많습니다. 반대로, 수면 장애가 지속되면 그 자체로 우울증의 위험을 높인다는 보고도 많습니다. 밤에 잠을 제대로 자지 못하면 감정 조절 능력이 떨어지고, 부정적인 생각이 더 강해지기 때문입니다.

치매와 수면의 관계도 빼놓을 수 없습니다. 잠을 자는 동안 우리 뇌는 쓰레기를 청소합니다. 그 대표적인 것이 바로 '베타 아밀로이드'라는 단백질인데, 이 물질은 알츠하이머병과 깊은 연관이 있습니다. 깊은 잠을 자야 이 단백질이 뇌에서 제거되는데, 수면이 얕거나 자주 깨는 상태가 지속되면 뇌 속에 쌓이기 쉽습니다. 그래서 노년기에 불면이나 수면무호흡증이 지속될 경우 치매의 위험이 높아진다는 연구 결과도 다수 있습니다.

그렇다면 문제 해결은 어떻게 해야 할까요?

잠을 고치면 몸이 나아질까요, 아니면 몸을 먼저 치료해야 잠이 올까요?

이 질문에 대한 정답은 '둘 다'입니다. 수면과 건강은 따로 떨어져 있는 것이 아니기 때문에, 하나만 치료해서는 근본적인 해결이 어렵습니다. 예를 들어, 수면무호흡증이 있는 고혈압 환자에게 혈압약만 계속 바꾸는 것은 한계가 있습니다. 숨을 잘 쉬지 못해 밤마다 교감신경이 과하게 작동하고 있다면, 양압기 치료(CPAP)나 체중 감량을 통해 수면의 질을 높여야 혈압도 안정됩니다. 또 우울증이 있는 불면 환자에게 수면제만 처방해서는 증상이 반복됩니다. 인지행동치료(CBT-I)나 항우울제를 병행해야 수면과 기분 모두 개선됩니다. 수면을 위한 약물이나 기계, 행동요법, 심리상담 등은 각각 역할이 다르고, 사람마다 필요한 조합도 다릅니다. 가장 중요한 것은 본인의 수면 문제에 어떤 배경질환이 숨어 있는지를 먼저 파악하는 것입니다. 그리고 필요하다면 수면 클리닉, 내과, 정신건강의학과 등 여러 분야의 전문의와 협력해서 치료 계획을 세워야 합니다.

잠은 그저 '피로를 푸는 시간'이 아닙니다. 잠은 내 몸의 신호이고, 내 마음의 상태이며, 내 건강을 보여 주는 지표입니다. 깊은 수면은 곧 깊은 회복으로 이어집니다. 우리는 종종 몸이 아프면 병원을 찾지만, 잠이 아파도 병원을 찾아야 합니다. 하루 한두 시간 부족한 수면은 큰 문제가 아닐 수 있지만, 몇 달, 몇 년에 걸친 수면 문제는 몸과 마음 전체에 걸쳐 영향을 주는 만성 질환의 시작점이 될 수 있습니다. 그래서 수면 장애를 단순한 생활 습관 문제로 넘기지 말고, 그 뒤에 숨어 있는 몸과 마음의 신호를 살펴보는 것이 중요합니다. 이제는 잠을 돌보는 것이 곧 건강을 돌보는 일이라는 사실을 기억해야 할 때입니다.

Chapter 12

성인·노인·청소년·어린이: 연령대별 수면 이슈

사람은 누구나 잠을 잡니다. 하지만 잠의 양상은 나이마다 달라집니다. 어릴 땐 아무 데서나 곯아떨어지고, 청소년이 되면 새벽까지 스마트폰을 붙잡고 있으며, 성인은 잠을 줄이면서 일하고, 노인은 자주 깨고 새벽에 일어납니다. 잠은 단지 '양'의 문제가 아니라, '삶의 방식'과 '생리적 변화'가 담긴 지표이기도 합니다. 잠자는 방식이 바뀌는 건 단순히 환경 때문만은 아닙니다. 우리 뇌의 수면 시스템도, 몸의 리듬도, 호르몬도 나이에 따라 조금씩 달라집니다. 이번 장에서는 연령대별로 나타나는 수면의 특징과 고민들을 하나씩 살펴보려 합니다.

먼저, 성인, 그중에서도 직장인의 수면 문제입니다.

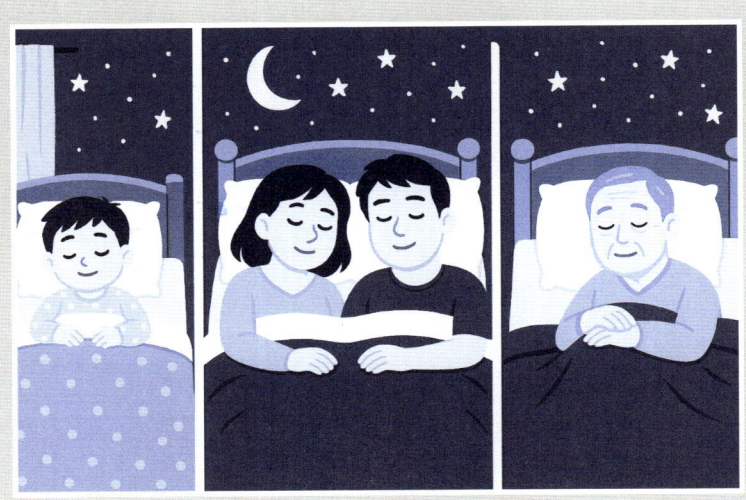

대부분의 성인은 수면 시간이 부족합니다. 하루 6시간도 채 자지 못한 채 아침부터 출근해 일하고, 밤에는 스마트폰이나 TV로 시간을 보냅니다. 특히 30~40대는 직장에서의 스트레스, 육아, 야근, 불규칙한 회식 등으로 인해 수면이 단편적이고 깊지 못합니다. 잠을 자려 해도 머리는 여전히 일의 연장선에 있고, '내일 아침 회의 준비 안 했는데…', '보고서 마무리해야 되는데…' 같은 생각이 뇌를 깨웁니다. 이런 수면의 질 저하는 결국 집중력 저하, 기억력 감퇴, 감정 조절 어려움으로 이어지며, 장기적으로는 고혈압, 당뇨, 우울증까지 연결될 수 있습니다. 성인의 불면증은 스트레스와 생활 리듬의 붕괴가 주요 원인입니다. 따라서 수면제를 오래 복용하기보다는 인지행동치료나 수면 위생 습관 개선을 병행하는 것이 중요합니다. 특히 정해진 시간에 자고 일어나는 '수면 루틴'을 지키는 것만으로도 의외로 큰 효과를 볼 수 있다는 연구들이 많습니다.

다음은 노인의 수면 문제입니다.

많은 어르신들이 "나이가 드니 잠이 줄었다."고 말합니다. 실제로 나이가 들수록 수면 시간이 줄어드는 경향이 있습니다. 하지만 더 중요한 변화는 수면의 구조 자체가 바뀐다는 점입니다. 노년기의 수면은 깊은 잠(3단계 NREM 수면)이 줄고, 얕은 잠이 많아집니다. 그래서 쉽게 깨고, 한번 깨면 다시 잠들기 어렵고, 새벽에 너무 일찍 깨어 버리는 현상이 흔해집니다. 여기에 관절 통증, 전립선 문제로 인한 야간뇨, 복용 약물 등도 수면을 방해하게 됩니다. 이러한 변화는 '노인이니까 어쩔 수 없지.'라고만 생각할 일이 아닙니다. 노인의 불면이 지속되면 낮에 졸림이 생기고, 낙상 위험도 높아집니다. 또한 수면 부족은 인지 기능 저하와 치매 위험 증가와도 관련이 있습니다. 따라서 노인의 수면 문제는 방치하지 말고 전문적인 평가와 환경 조절, 낮 활동 증가 등을 통해 개선할 필요가 있습니다.

이번에는 청소년의 수면 문제를 살펴보겠습니다.

청소년의 수면 문제는 단순히 늦게 자는 습관에서 끝나지 않습니다. 사춘기가 되면 생체리듬 자체가 자연스럽게 '저녁형'으로 변화하는 경향이 있습니다. 즉, 본래 뇌가 늦게 잠들도록 프로그램이 되어 있기 때문에 밤늦게까지 깨어 있는 것이 어쩌면 당연한 일입니다. 문제는 학교입니다. 청소년은 충분한 수면이 필요한 시기인데, 아침 6시에 일어나야 학교에 가고, 거기에 학원, 스마트폰, 친구들과의 채팅, SNS까지 더해지면 평균 수면 시간은 5~6시간에 불과해집니다. 수면 부족은 청소년의 집중력 저하, 기분 변화, 충동 조절 저하, 학습 능력 저하를 불러옵니다. 더 나아가 우울증, 불안 장애, 게임 과몰입 등과도 밀접하게 연관됩니다. 따라서 청소년의 수면 문제는 '통제'보다 '이해'에서 접근해야 합니다. 가능하다면 학습 스케줄을 조정하고, 스마트폰 사용 시간을 줄이며, 주말에는 리듬을 무너뜨리지 않도록 기상 시간을 너무 늦추지 않는 것이 도움이 됩니다.

마지막으로 어린이, 특히 유아기와 초등학교 저학년 아동의 수면 문제입니다.

어린이의 수면은 성장과 면역력, 뇌 발달에 직접적인 영향을 줍니다. 성장호르몬은 깊은 잠을 잘 때 가장 활발하게 분비되며, 기억 정리와 감정 조절도 이 시기에 이뤄집니다. 즉, 잠이 부족한 아이는 키도 덜 크고, 감정도 불안정하며, 학습도 어렵습니다. 그럼에도 불구하고 요즘 아이들은 늦게까지 TV를 보거나, 부모의 생활 패턴을 따라 자는 경우가 많습니다. 특히 '수면 루틴'이 없는 아이들은 자는 시간이 들쭉날쭉하고, 자기 전에 과도한 활동을 하거나 간식을 먹는 경우도 흔합니다. 또 하나 중요한 문제는 야뇨증(밤에 오줌 싸는 문제)입니다. 5세 이후에도 지속되는 야뇨는 아이에게 큰 스트레스가 되며, 수면의 질도 떨어뜨립니다. 대부분은 시간이 지나며 호전되지만, 야간 소변량 조절 호르몬의 분비 이상이나 심리적 요인, 방광 발달 지연 등이 원인일 수 있습니다. 따라서 너무 야단치기보다는 따뜻하게 지켜보고, 필요 시 소아과나 비뇨기과 상담을 받는 것이 좋습니다. 아이들의 건강한 수면을 위해서는 일정한 수면 시간과, 잠자기 전 안정된 분위기, 자극을 줄인 환경이 필요합니다. 자기 전 독서, 따뜻한 목욕, 조용한 음악은 좋은 수면 루틴을 만드는 데 효과적입니다.

　이처럼 수면은 나이마다 다른 고민을 안고 있으며, 그에 맞는 접근이 필요합니다. 성인은 스트레스와 일 중심의 생활에서 벗어나 수면을 다시 구조화해야 하고, 노인은 수면 구조의 변화와 신체 질환을 함께 고려해야 합니다. 청소년은 뇌의 생체 시계에 맞춘 이해와 현실적 조정이 필요하고, 어린이는 습관과 환경이 결정적인 영향을 미칩니다. 결국 좋은 수면이란 나이에 맞게, 나에게 맞게 잘 자는 것입니다. 누구나 같은 방식으로 잠을 잘 수는 없습니다. 중요한 건 내 몸과 마음, 생활환경에 가장 잘 어울리는 수면을 찾고, 거기에 맞는 습관을 만들어 가는 일입니다.

Chapter 13

수면과 미래: 기술의 발전과 스마트 헬스케어

저는 아침에 눈을 뜨자마자 스마트워치를 확인합니다.

"오늘 수면 점수는 78점. 깊은 수면은 1시간 12분. 코골이 감지: 3회."

단순히 잘 잤는지가 아니라, 마치 '잠을 잘 수행했는가'를 평가받는 기분입니다. 누군가 밤새 나를 지켜본 듯한 이 정보는 이제 수면의 일상적인 모습이 되어 가고 있습니다. 우리는 이제 수면을 '측정하고 조절할 수 있는 시대'를 살고 있습니다.

잠은 오랫동안 과학의 사각지대였습니다. 잠든 사람을 깨우지 않고는 상태를 알 수 없었고, 병원에 가지 않는 한 뇌파나 호흡은 알 수 없었습니다. 하지만 지금은 달라졌습니다. 손목에 찬 시계 하나로도, 침대 옆 스마트폰 하나로도 우리는 밤새 일어난 일을

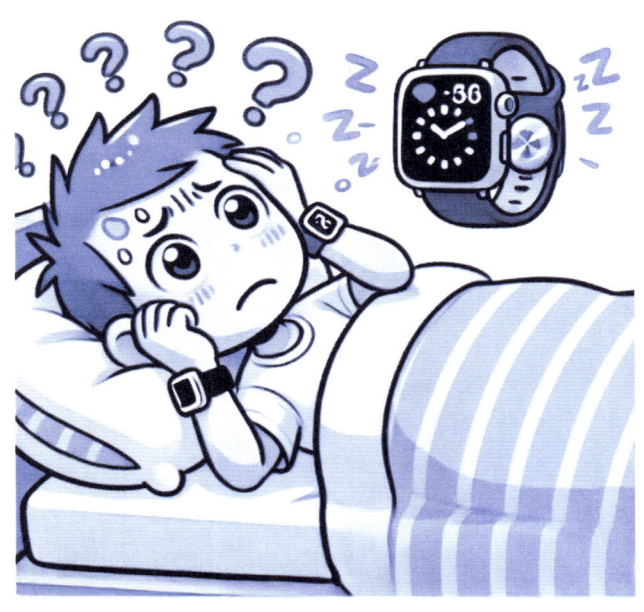

 거의 실시간으로 확인할 수 있습니다. 수면은 더 이상 '눈 감고 지나가는 시간'이 아니라, 데이터로 남고 분석되는 능동적인 시간이 되었습니다.

 대표적인 수면 측정 도구는 스마트워치와 웨어러블 디바이스입니다. 애플워치, 갤럭시워치, 핏빗, 오우라링(Oura Ring) 같은 기기들은 수면 중의 움직임, 심박수, 체온, 산소포화도 등을 측정하여 수면의 질과 구조를 분석해 줍니다. 재미있는 건, 이런 장치들이 영화나 드라마처럼 점점 더 '잠을 지켜 주는 파트너', 더 나아가서는 조교처럼 변하고 있다는 점입니다. 넷플릭스 다큐멘터리 〈헤드스페이스: 수면 가이드〉에서는 불면증에 시달리는 사람들에게 앱 기반의 명상, 음악, 호흡 가이드를 통해 잠을 유도하는 장면이 나옵니다. 사람이 옆에 없어도, 디지털 친구(혹은 조교)가 침대 옆에서 "숨을 천천히 쉬어 보세요."라고 말해 주는 시대가 온 것입니다. 게다가 이런 기술은 이제 단순한 기록을 넘어 '개입' 즉 지적질까지 시도하고 있습니다. 코골이 감지 후 자세를 살짝 바꾸도록 진동을 주는 스마트 베개, 수면 중 소리를 분석해 렘수면을 유도하는 백색소음 발생기, 수면 시간을 예측해 미리 알람을 조절하는 AI 앱까지. 어느새 스마트폰과 웨어러블 기기는 우리를 잠재우는 수면 트레이너가 되고 있습니다.

하지만 이게 끝이 아닙니다.

최근 수면 분야의 가장 주목할 기술은 '디지털 치료제(Digital Therapeutics)'입니다. 이는 '앱'으로 병을 치료하는 개념인데, 수면 장애에도 적용되고 있습니다. 미국에서는 'Somryst'라는 앱이 FDA 승인을 받아 만성 불면증 치료에 사용되고 있습니다. 이 앱은 인지행동치료(CBT-I)를 기반으로 환자의 수면 습관을 바꾸고, 인지 왜곡을 교정하며, 수면 일기를 쓰게 하고, 목표 수면 시간을 조절하게 만듭니다. 한마디로 말하자면, '잠을 못 자는 사람들을 위한 디지털 주치의'입니다. 이 앱은 단순히 졸리게 만드는 것이 아니라, 왜 잠이 오지 않는지, 어떤 생각과 습관이 문제인지를 '가르쳐 주는' 역할을 합니다. 일반 수면제보다 효과가 오래가고, 재발률도 적다는 점에서 미래의 수면 치료 핵심이 될 가능성이 큽니다. 이런 흐름은 비대면 수면상담으로도 이어지고 있습니다. 병원에 가지 않고도 온라인으로 수면 전문가와 상담하고, 수면 데이터를 실시간 공유하는 시스템이 점점 늘고 있습니다. 특히 교대근무자, 재택근무자, 지방 거주자, 노인층에게는 큰 도움이 됩니다. AI가 데이터를 분석하고, 전문의가 해석을 돕는 'AI+인간' 협업 진료는 이미 현실이 되고 있습니다.

이쯤 되면 이런 상상이 떠오릅니다.

"혹시 미래에는 수면도 처방 받는 시대가 오는 건 아닐까?"

맞습니다. 이미 그런 시대가 조금씩 현실로 다가오고 있습니다. 예를 들어, 유전자 분석 기반의 수면 맞춤 관리는 매우 주목할 만한 분야입니다. 영화 〈가타카〉를 기억하시나요? 태어날 때부터 유전자로 삶의 방향이 정해지는 디스토피아적 세계. 지금은 그 정도까진 아니더라도, 유전자 분석으로 "나는 원래 아침형 인간인가? 저녁형 인간인가?", "카페인에 민감한가?", "수면 호르몬 분비가 늦은 체질인가?"와 같은 정보들은 이미 알 수 있게 되었습니다. 이 정보를 바탕으로 자신에게 맞는 기상 시간, 운동 시점, 수면 루틴을 조절하면 '억지로 자는 수면'이 아닌 '자연스럽게 맞는 수면'을 찾을 수 있습니다.

앞으로는 개인별 유전자 정보에 따라 맞춤형 수면 보조식품, 생활 가이드, 심지어 침대와 조명 시스템까지 연결될 수 있습니다. 여기에 더해, 인공지능은 수면다원검사(PSG) 데이터를 분석하는 데 있어 탁월한 능력을 보입니다. 예전에는 전문가가 수 시간에 걸쳐 기록을 판독해야 했지만, 이제 AI는 수면 단계, 무호흡 발생, 주기성 사지운동 등 수천 개의 데이터를 몇 분 만에 정밀하게 분석합니다. 이는 수면의학의 진단 정확도와 속도를 크게 높이고 있습니다. 또한 신경과학과 AI의 결합으로 개발된 기술 중에는, 수면 중의 뇌파를 실시간 분석해 특정 뇌파(예: 델타파)를 유도하는 사운드를 내보냄으로써 기억력 강화나 스트레스 해소에 도움을 주는 수면 자극 장치도 등장하고 있습니다. 영화 〈인셉션〉처럼 꿈속에서 정보를 조작하거나 학습하는 수준은 아니지만, 뇌의 회복과 정비를 더 효과적으로 도와주는 기술은 이미 현실로 다가오고 있습니다.

하지만 흥미롭게도, 기술이 발달할수록 우리는 다시 자연으로 돌아가려는 욕구도 함께 커지고 있습니다. 수면 도구와 앱이 너무 많아져 오히려 불안해지는 사람들, 수면 점수를 매일 확인하면서 잠에 대한 압박을 느끼는 사람들이 늘고 있습니다. "왜 나는 수면 점수가 90이 안 나올까?", "어제보다 얕은 수면이 많았는데, 뇌에 무슨 문제가 있나?" 이런 '수면 데이터 강박'이 새로운 스트레스로 떠오르기도 합니다. 결국 기술은 수면의 도우미일 뿐, 수면 그 자체는 아닙니다. 잠은 여전히 자연스러움, 느긋함, 휴식이라는 따듯한 감각에서 출발합니다. 아무리 좋은 스마트워치를 차고, 수면 점수가 높게 나왔다고 해도 내가 개운하지 않다면, 내 몸이 쉬지 못했다면, 그건 좋은 수면이 아닙니다.

미래의 수면은 분명 더 똑똑해질 것입니다. AI가 내 잠을 분석하고, 유전자가 내 수면 습관을 설명해 주며, 디지털 치료제가 내 마음을 다독여 주는 시대가 올 것입니다. 그러나 그 모든 기술 뒤에 있는 가장 정확한 수면 센서는 바로 "오늘 아침, 나는 잘 잤다고 느꼈는가?"라는 내 몸의 감각일지도 모릅니다. 기술이 아무리 정교해져도, 우리는 결국 '나답게 잘 자는 법'을 찾아야 합니다.

그리고 여기서 한 가지 더, 정말 중요한 점이 있습니다.

바로 이런 기기에 의존하다 보면, 진정한 '나 자신'이 아니라 기계가 제시한 '표준적이라고 여겨지는 나'에 스스로를 맞추려 한다는 점입니다. 스마트워치나 수면 앱이 제시하는 '표준 수면'에 자꾸 나를 맞추려 하다 보면, 내가 어떻게 자고 있는지보다, '나는 평균보다 부족한가?', '정상보다 벗어난 게 아닐까?' 하는 불안과 비교에 사로잡히기 쉽습니다.

수면 점수가 낮으면 괜히 불안해지고, 평균보다 깊은 수면이 적으면 뭔가 잘못된 것처럼 느껴지기도 합니다. 하지만 기계가 보여 주는 수치는 어디까지나 객관적인 참고자료일 뿐, 그것이 정답이거나 나만의 기준은 아닙니다. 물론 앞으로의 첨단 기기들은 이 '불안'까지 보듬어줄 수 있을 만큼 정교해질지도 모르겠습니다. AI가 나의 감정까지 분석하고, 불안할 때는 위로의 메시지를 전하는 시대가 올지도 모릅니다. 하지만 아직은 거기까지 도달하지는 못한 것 같습니다. 그래서 저는 이 책에서 줄곧 강조하고자 했습니다. '수면은 기술의 문제가 아니라, 인간을 이해하는 문제'라는 점을요. 그리고 그 이해란 단순한 분석이 아니라, 손을 잡아 주고, 마음을 들어주는 공감의 태도를 말합니다. 그렇기에 이 모든 최첨단 기술과 기기가 발전하더라도, 결국엔 당신의 이야기를 들어줄 수 있는 주치의, 함께 걷는 사람의 역할이 여전히 필요할지 모릅니다. 사람의 잠은 단순한 수치로 정리될 수 있는 문제가 아니고, 한 사람의 삶과, 기억과, 마음이 얽힌 깊고 섬세한 결을 지니고 있기 때문입니다.

수면을 이야기한다는 것은 결국 사람을 이야기하는 일입니다.

그리고 그 이야기를 진심으로 들어줄 누군가가, 당신의 깊은 잠에도 함께 있어야 합니다.

| 에필로그: 인생의 1/3, 아니 인생의 양면인 수면 |

"하루에 8시간씩 자면 인생의 3분의 1을 자는 거잖아? 아까워서 못 자겠어."

이런 말을 들어 보신 적 있나요? 저도 학생 때는 그렇게 생각했습니다. 그래서 밤을 새워 공부하고, 또 밤을 새워 놀기도 했습니다. 그러다 결국 낮에도 꾸벅꾸벅 졸곤 했죠. 그때는 몰랐습니다. 인생의 1/3을 자는 게 아까운 게 아니라, 제대로 자지 않아서 나머지 2/3까지 흐릿해지는 게 훨씬 더 아깝다는 사실을요. 수면은 어쩌면 '나의 또 다른 나'가 살아가는 시간일지도 모릅니다. 낮의 나는 사람들과 이야기하고, 일하고, 생각하고, 걱정하고, 실수도 합니다. 그런데 밤의 나는 아무 말도 없이 조용히 나를 고치고, 정리하고, 회복시키고 있죠. 그런 의미에서 수면은 인생의 반쪽이 아니라, 인생의 양면이라고 말해도 과언이 아닙니다.

우리는 흔히 잠을 '멈춤'이라고 생각합니다. 하지만 사실은 정반대입니다. 몸속에서는 엄청난 정비 작업이 벌어지고, 뇌는 그날 있었던 일들을 분류하고, 감정의 찌꺼기를 씻어내며, 내일을 살아갈 에너지를 몰래 몰래 충전합니다. 그러니까 잠은 '쉼'이 아니라 재가동을 위한 깊은 '리부팅 버튼'인 셈입니다. 그리고 무엇보다도, 잠은 솔직한 시간입니다. 하루 종일 씩씩하게 버텼던 사람도 이불 속에서는 작아지고, 웃는 얼굴 뒤로 눈물을 숨겼던 사람도 꿈속에서는 속마음을 꺼내 놓습니다. 그래서 수면은 의사에게는 건강의 창이고, 심리학자에게는 마음의 창이며, 소설가에게는 인간의 본모습이 투영되는 가장 진실한 무대입니다.

그런 의미에서, 이 책을 쓰며 제가 가장 많이 생각한 건 '기술'도, '치료'도 아니었습니다. 그보다 먼저 '사람'이었습니다. 잠들지 못해 뒤척이는 사람의 마음, 너무 피곤해서 아무 감정도 느껴지지 않는 사람의 하루, 아무리 자도 개운하지 않은 사람의 무력감…, 이 모든 이야기는 단지 뇌파와 뼈대, 호르몬의 문제가 아니라, 우리가 어떤 삶을 살고 있는가에 대한 이야기였습니다. 만약 이 책이 잠에 대해 뭔가를 알려 주었다면, 그건 어떤 전문 지식이나 치료법 때문이 아니라, 잠을 둘러싼 당신의 이야기를 함께 듣고 공감하려 한 마음이 있었기 때문입니다. 가끔은 그냥 "고생 많았어요. 오늘은 푹 자요."라는 한마디가 수면 앱 10개보다 더 효과적일 수도 있으니까요.

잠은 인생의 휴게소가 아닙니다. 인생 그 자체입니다. 그리고 그 안에서 우리는 또 하나의 나를 만납니다. 조용하고, 부드럽고, 놀랍도록 회복력 있는 나 말이죠. 그러니 오늘도 너무 수면 점수에 얽매이지 말고, 기술이 알려 주는 '이상적인 잠'보다 내 몸이 원하는 '편안한 잠'을 선택하세요. 잠이, 곧 나를 돌보는 방식이니까요.

코골이, 수면무호흡 등 수면 장애가 궁금하다면 '연세수면센터 블로그'
(https://blog.naver.com/voice4u1)의 신뢰할 수 있는 건강 정보를 참고해 보세요!

수면다원검사 비용부터 급여기준까지 〈총정리〉	2025. 03. 26
코골이로 수면 이혼까지 고려하는 분을 위한 코골이 치료 방법은?	2025. 03. 11
수면무호흡증 겨울철 더 심해지는 이유와 치료법은?	2024. 12. 10
코골이 두통으로 고생하시나요? 수면다원검사로 해결하세요!	2024. 09. 03
턱살 접혀 숨쉬기 불편? 중년남성 코골이, 수면무호흡 증상과 해결법!	2024. 07. 09
우리 아이의 성장을 방해하는 어린이 코골이 해결 방법은?	2024. 07. 02
코골이 고치는 법, 수술 없는 코골이 방지 기구 같은 해결 방법은?	2024. 05. 28
비만 코골이 치료 양압기로 시작해 보세요.	2024. 05. 21
수면무호흡증 수술 없이 빠른 치료는 '수면 양압기'	2024. 04. 30
수면 장애 때문에 스트레스라면 수면 검사로 진단!	2024. 02. 06
수면무호흡이 위험한 이유	2023. 10. 26
코골이 그냥 두면 안 되는 이유	2023. 10. 09
수면이 박탈된 동물! 모든 면역기능 상실 몇 주 만에 목숨 잃어	2023. 05. 16
꿈의 기억은 금방 사라지고 대부분 왜 기억하지 못할까?	2023. 05. 09
기억을 재통합 시켜 주는 렘수면에 대해서 알아보자!	2023. 04. 25
수면 방해 요인을 찾아	2023. 03. 05
여자 코골이 다양한 이유가 있어, 그에 맞는 효과적인 치료를	2023. 02. 04
무호흡증 노화의 원인이라면 양압기 치료로 건강하게	2023. 01. 25
수면무호흡 코골이 원인과 증상 완화를 위한 좋은 습관은	2022. 12. 28
여성 코골이, 폐경 이후 늘어나는 양상	2022. 12. 20
구강호흡 치료, 겨울철 더 필요한 이유는?	2022. 12. 14
자도 자도 피곤하다면 수면 착각 증후군일 수 있습니다!	2022. 11. 04
자녀가 잘 때 심하게 뒤척인다면, 소아 코골이로 인한 수면무호흡증 의심해 보세요!	2022. 10. 07
수면다원검사 병원 어떻게 선택해야 할까요?	2022. 07. 15
수면 부족, 방치하면 안 되는 이유	2022. 04. 14
코골이, 잠버릇이라 넘겼다가 합병증 유발에 큰코 다칩니다!	2021. 12. 30
코골이 심한 수험생은 꼭 수면다원검사 받으세요!	2021. 12. 09
코골이 방지 기구 무작정 사용하면 안 되는 이유!	2021. 11. 25
담배 피우면 코골이가 생긴다고?	2021. 10. 28
수면 검사, 스마트워치나 어플로도 충분할까?	2021. 09. 16
코골이 개선에 좋은 음식은?	2021. 09. 08
열대야 속 쾌면을 위한 8가지 방법!	2021. 07. 29
수면무호흡증 사망 인구 얼마나 될까?	2021. 07. 23